★ 每天健康一点点 ★

图解 小病在家治

杨东雨　阚俊明 ◎编著

U0389453

吉林科学技术出版社

图书在版编目（CIP）数据

图解小病在家治 / 杨东雨，阚俊明编著. -- 长春：
吉林科学技术出版社，2011.9
ISBN 978-7-5384-5473-4

Ⅰ. ①图… Ⅱ. ①杨… ②阚… Ⅲ. ①常见病－防治
－图解 Ⅳ. ①R4-64

中国版本图书馆CIP数据核字(2011)第187563号

图解小病在家治

编　　著　杨东雨　阚俊明
主　　编　张冬梅　单国辉
出 版 人　李　梁
策划责任编辑　孟　波　孙　默
执行责任编辑　王　红
装帧设计　长春市墨工文化传媒有限公司
开　　本　710mm×1000mm　1/16
字　　数　240千字
印　　张　16
版　　次　2014年9月第1版
印　　次　2014年9月第1次印刷

出　　版　吉林科学技术出版社
发　　行　吉林科学技术出版社
地　　址　长春市人民大街4646号
邮　　编　130021
发行部电话／传真　0431-85677817　85635177　85651759
　　　　　　　　　　85651628　85600611　85670016
储运部电话　0431-86059116
编辑部电话　0431-85659498
网　　址　www.jlstp.net
印　　刷　延边新华印刷有限公司

书　　号　ISBN 978-7-5384-5473-4
定　　价　35.00元

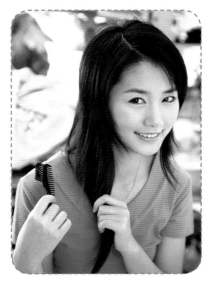

　　由于快节奏、高负荷的工作、生活，使我们的身体处于亚健康状态，小病缠身。这些小病去医院治疗，太贵太麻烦。即使去了医院治疗，也只是短期缓解，还会不断地复发，困扰着我们！

　　穴位按摩是一种非药物疗法，无创伤，无任何副作用，完全符合当今医学界推崇的"无创伤医学"和"自然疗法"的要求，而且安全管用又省钱，深受大众的欢迎。本书通过穴位按摩的方法，帮您摆脱小病的困扰，让小病不再缠着您！

　　本书用真人实拍精美图片，全彩图解，让您一看就会。书中首先给您讲解穴位按摩的基础知识，包括人体的经络穴位、穴位按摩的基本手法、耳穴按摩和足部按摩等；接着向您介绍了常见病的穴位按摩疗法、艾灸疗法、刮痧疗法、精油疗法等，教您自己在家治疗常见病。每种病痛都有3～5种穴位按摩疗法任你选择，每种穴位按摩疗法只需5～10分钟就能完成，让您在短时间内解除病痛，并且效果显著。

　　本书让您实现小病自己在家看的愿望，可谓一书在手，小病无忧。本书重点在于实用，作为家庭必备的养生保健、防病治病用书，遵循方便实用、浅显易懂、操作简单的原则，方便广大读者更好地维护自己和家人的健康。

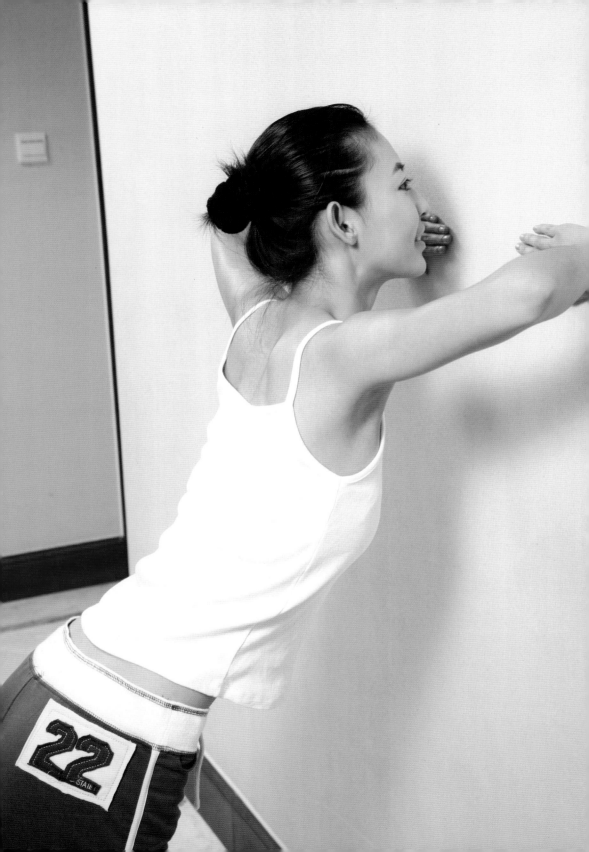

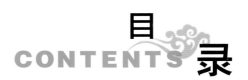

CONTENTS 目录

第一章 经络与穴位

第二章　中医外治疗法

第三章　常见亚健康小病痛

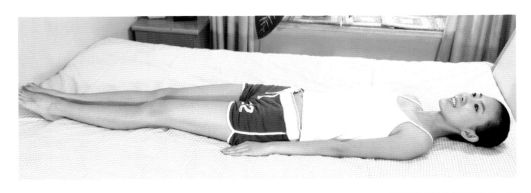

第四章　头颈五官的小病痛

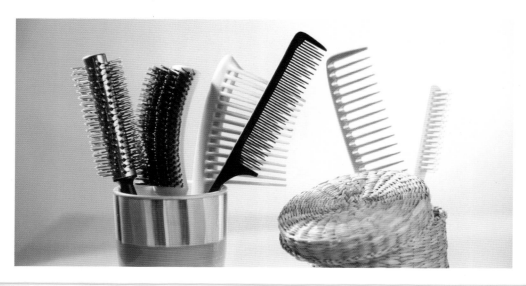

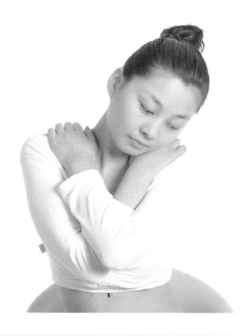

第五章　身体各系统的小病痛

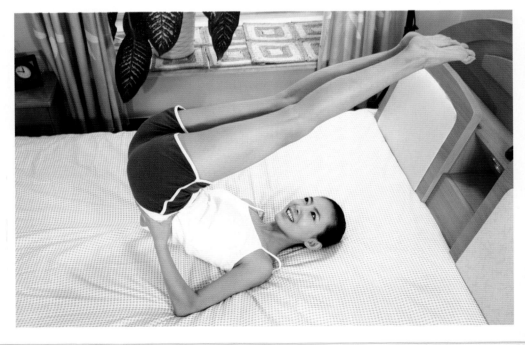

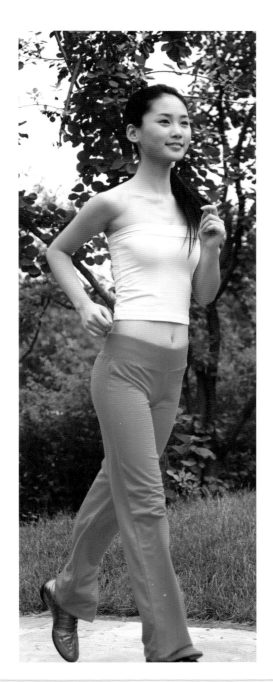

第七章 其他常见的小病痛

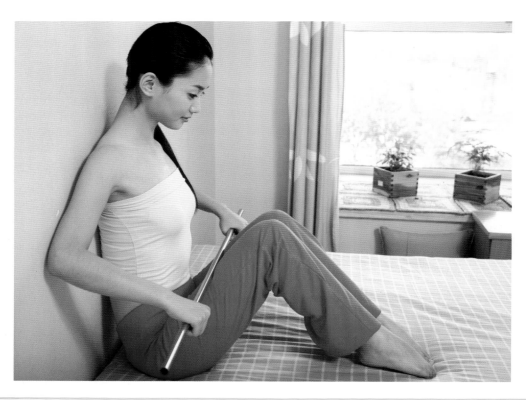

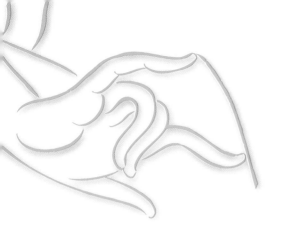

【第一章】

经络与穴位

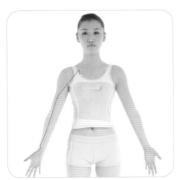

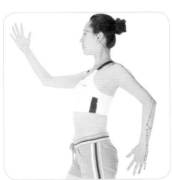

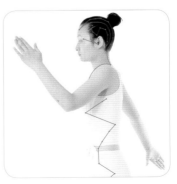

穴位按摩保健法的历史

　　穴位是体表与经络、脏腑相连和气血输注的点，是经脉气血散发出入的处所，与人体各部有着密切的关系。

　　穴位按摩是一种非药物疗法，无创伤，无任何副作用，有病防病，无病强身，完全符合当今医学界推崇的"无创伤医学"和"自然疗法"的要求，而且疗效奇特，日益被医学界和社会大众所看好。

　　穴位按摩是怎样达到防治疾病的目的呢?一般人都知道服药是从药物的有效成分进入人体，通过吸收而发挥作用的；手术则是以医疗器械去除病灶或整复机体患部而达到治疗目的的。

按摩保健法的原理

　　按摩则不同于服药和手术。首先，它是以阴阳五行，脏腑经络，营、卫、气、血等中医理论为基础，对疾病进行辨证施治的。然后再以手法的技巧、力量的强弱，作用于人体的经络、穴位上而产生"热气"类的"物质"，通过经络系统最浅表的皮层（也就是体表），按络脉向经脉至内脏渐次传递的顺序，把这些"热气"类有效的刺激，转变成治病防病的因素，从而达到平衡阴阳、调和气血、祛风除湿、温经散寒、活血化瘀、消肿止痛的治疗目的。

现代医学对按摩保健法的认识

　　现代医学对推拿按摩防治疾病的道理是这样认识的：穴位是神经在体表的分布点，刺激穴位可将冲动传至大脑，通过神经体液的调节作用，平衡激素水平，使血液中的血红蛋白、红细胞、白细胞含量增加，改变血液动力过程和增强物质基础代谢，提高免疫功能，从而保持机体各器官、系统功能活动的协调和统一。

　　皮肤是人体最大的体表器官，内含有皮脂腺、汗腺、毛囊，丰富的血管和末梢神经，按摩皮肤层（体表）防治疾病，正是通过对这些组织的刺激而产生的。

由于推拿手法的外在压力作用于体表产生物理刺激，在作用区引起生物物理和生物化学的变化，直接由皮肤或间接向肌肉深层、筋腱、神经、血管、淋巴等组织渗透，通过神经和体液的调节，产生一系列病理、生理变化，从而使机体功能恢复并得到改善，以防治疾病的发生和发展。

　　总之，按摩是一种古老而又不断发展完善的医疗方法，由于它无药害、无损伤、经济简便、安全可靠、效果明显，集保健与治疗于一体，不受时间、地点、场所限制，因而容易在很大范围内普及推广，溯古抚今，展望未来，它必将为人类的医疗保健事业做出更大的贡献。

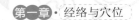 十二经脉及任督二脉

经脉的含义

经络是指经脉和络脉，是沟通表里，运行气血的通路。

经脉——经络系统中的主干。经：有路径的含义，贯通上下，沟通内外。

络脉——经脉别出的分支。络：有网络之意，较经脉细小，纵横交错，遍布全身。

经络作用

联系脏腑、沟通内外。

运行气血、营养全身。

抗御病邪、保卫机体。

经络系统的组成

经络系统由经脉和络脉组成。经脉包括十二经脉、奇经八脉、十二经别、十二经筋、十二皮部。络脉包括十五络脉、孙络和浮络。

十二经脉

含义：是经络系统的主体，为手足三阴经、手足三阳经的总称。

作用：联络脏腑，运行气血，濡养全身。

十二经脉分布规律

手足三阳经四肢外侧头面躯干，阳明经在前，少阳经在中，太阳经在后；手足三阴经络四肢内侧躯干，太阴经在前，厥阴经在中，少阴经在后。

十二经脉循行走向特点

手三阴经——从胸走手，手三阳经–从手走头，足三阳经——从头走足，足三阴经——从足走胸腹。

十二经脉表里属络关系

十二经脉在体内与脏腑相连属，其中阴经属脏络腑，阳经属腑络脏，一脏配一腑，一阴配一阳，形成了脏腑阴阳表里属络关系。即手太阴肺经与手阳明大肠经相表里，手厥阴心包经与手少阳三焦经相表里，手少阴心经与手太阳小肠经相表里，足太阴脾经与足阳明胃经相表里，足厥阴肝经与足少阳胆经相表里，足少阴肾经与足太阳膀胱经相表里。互为表里的经脉在生理上密切联系，在病理上相互影响，在治疗时相互作用。

十二经逐经相接，形成一个如环无端、周而复始的传注系统。

交接部位：阴经与阳经（相表里经）在手足末端交接，阳经与阳经（同名经）在头面部交接，阴经与阴经在胸部交接。

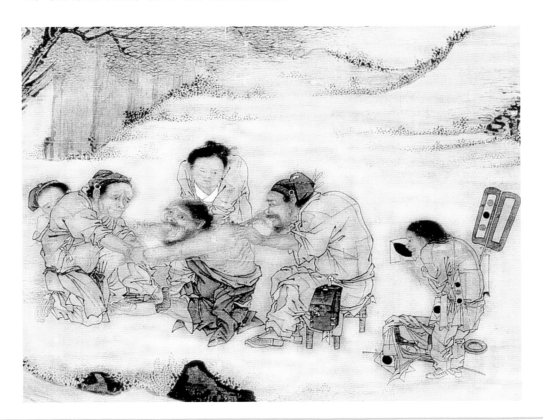

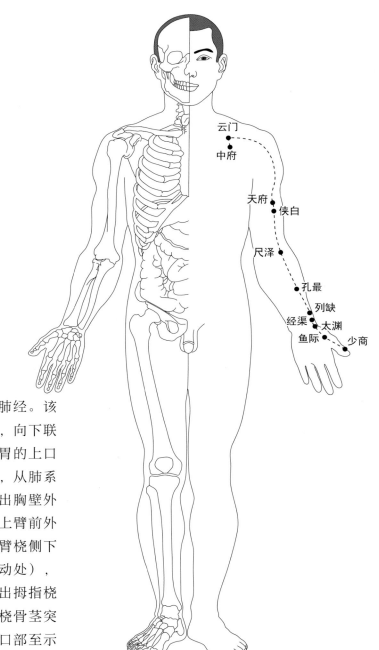

云门
中府
天府
侠白
尺泽
孔最
列缺
经渠
太渊
鱼际
少商

手太阴肺经

手太阴肺经简称肺经。该经起自中焦（腹部），向下联络大肠，回过来沿着胃的上口贯穿膈肌，入属肺脏，从肺系（气管、喉咙）横行出胸壁外上方，走向腋下，沿上臂前外侧，至肘中后再沿前臂桡侧下行至寸口（桡动脉搏动处），又沿手掌大鱼际外缘出拇指桡侧端。其支脉从腕后桡骨茎突上方分出，经手背虎口部至示指桡侧端。脉气由此与手阳明大肠经相接。

手太阴肺经

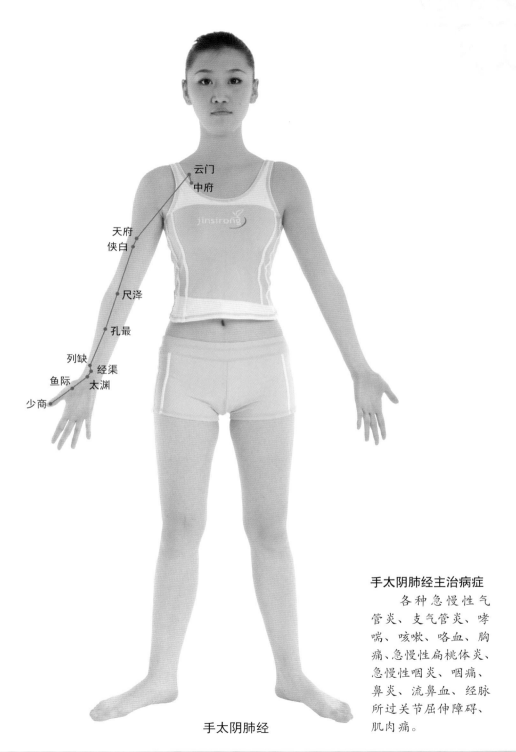

云门
中府
天府
侠白
尺泽
孔最
列缺
经渠
鱼际
太渊
少商

手太阴肺经

手太阴肺经主治病症

　　各种急慢性气管炎、支气管炎、哮喘、咳嗽、咯血、胸痛、急慢性扁桃体炎、急慢性咽炎、咽痛、鼻炎、流鼻血、经脉所过关节屈伸障碍、肌肉痛。

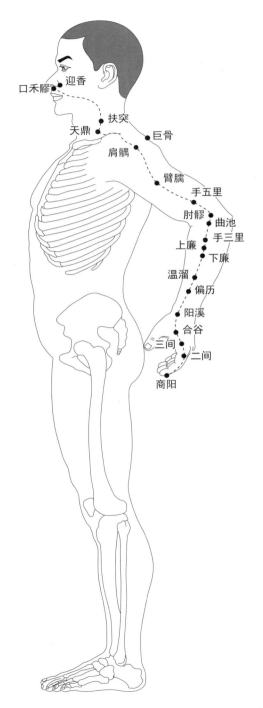

迎香
口禾髎
扶突
天鼎
巨骨
肩髃
臂臑
手五里
肘髎
曲池
上廉
手三里
下廉
温溜
偏历
阳溪
合谷
三间
二间
商阳

手阳明大肠经

手阳明大肠经简称大肠经。该经起自示指桡侧端，沿示指桡侧上行，出于第一、二掌骨之间，进入两筋（拇长伸肌腱、拇短伸肌腱）之中，沿前臂桡侧进入肘外侧，再沿上臂前外侧上行，至肩部向后与督脉在大椎穴处相交，然后向下进入锁骨上窝，联络肺脏，通过膈肌，入属大肠。其支脉从锁骨上窝走向颈部，通过面颊，进入下齿槽，回过来沿口唇两旁，在人中处左右交叉，上夹鼻孔两旁。脉气由此与足阳明胃经相接。

手阳明大肠经

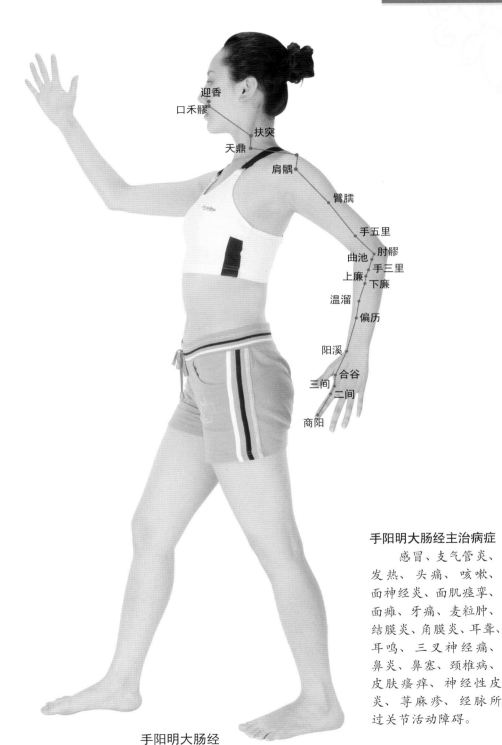

迎香
口禾髎
扶突
天鼎
肩髃
臂臑
手五里
肘髎
曲池
手三里
上廉
下廉
温溜
偏历
阳溪
合谷
三间
二间
商阳

手阳明大肠经主治病症
  感冒、支气管炎、发热、头痛、咳嗽、面神经炎、面肌痉挛、面瘫、牙痛、麦粒肿、结膜炎、角膜炎、耳聋、耳鸣、三叉神经痛、鼻炎、鼻塞、颈椎病、皮肤瘙痒、神经性皮炎、荨麻疹、经脉所过关节活动障碍。

手阳明大肠经

足阳明胃经

　　足阳明胃经简称胃经。该经循行部位起于鼻翼旁（迎香穴），挟鼻上行，左右侧交会于鼻根部，旁行入目内眦，与足太阳膀胱经相交，向下沿鼻柱外侧，入上齿中，还出，挟口两旁，环绕嘴唇，在颏唇沟承浆穴处左右相交，退回沿下颌骨后下缘到大迎穴处，沿下颌角上行过耳前，经过上关穴（客主人），沿发际，到额前。本经脉分支从大迎穴前方下行到人迎穴，沿喉咙向下后行至大椎穴，折向前行，入缺盆穴，下行穿过膈肌，属胃，络脾。直行向下一支是从缺盆穴出体表，沿乳中线下行，挟脐两旁（旁开2寸），下行至腹股沟外的气街穴。本经脉又一分支从胃下口幽门处分出，沿腹腔内下行到气街穴，与直行之脉会合，而后下行大腿前侧，至膝膑，沿下肢胫骨前缘下行至足背，入足第二趾外侧端（厉兑穴）。本经脉另一分支从膝下3寸处（足三里穴）分出，下行入中趾外侧端。又一分支从足背上冲阳穴分出，前行入足大趾内侧端（隐白穴），交于足太阴脾经。

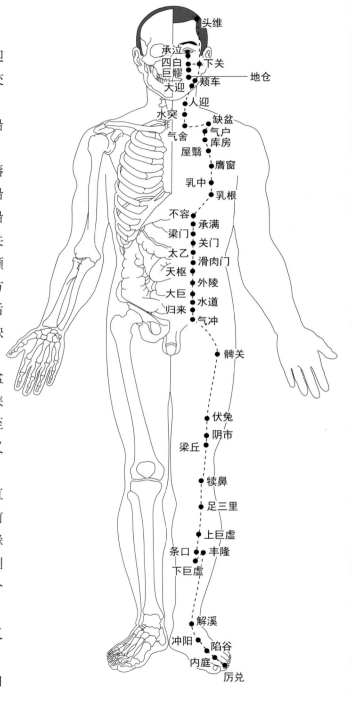

足阳明胃经

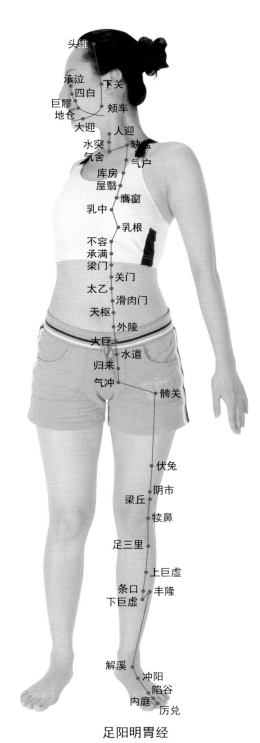

头维
承泣　下关
四白
巨髎　颊车
地仓
大迎　人迎
水突　缺盆
气舍　气户
库房
屋翳
膺窗
乳中
乳根
不容
承满
梁门
关门
太乙　滑肉门
天枢
外陵
大巨
水道
归来
气冲　髀关
伏兔
阴市
梁丘
犊鼻
足三里
上巨虚
条口　丰隆
下巨虚
解溪
冲阳
陷谷
内庭
厉兑

足阳明胃经

足阳明胃经主治病症

小儿腹泻、消化不良、食欲不振、胃胀、胃痛、胃下垂、胃及十二指肠溃疡、胃炎、急性胃痉挛、胃神经官能症、胃肠蠕动过慢、便秘、泄泻、痢疾、痤疮、黄褐斑、头痛、眼疼、牙痛、面神经麻痹、腮腺炎、咽炎、脑卒中偏瘫后遗症、慢性阑尾炎、乳腺增生、白细胞减少、经脉所过关节肌肉疼。

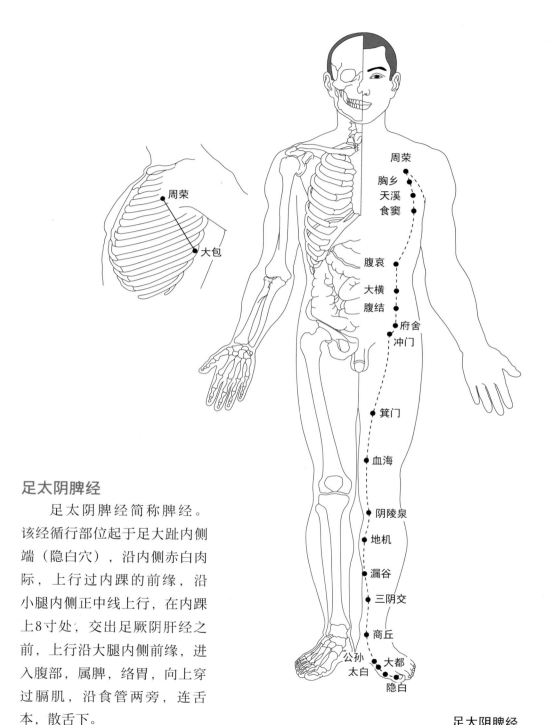

周荣
胸乡
天溪
食窦

腹哀
大横
腹结
府舍
冲门

箕门

血海

阴陵泉
地机

漏谷
三阴交

商丘
公孙
太白
大都
隐白

周荣
大包

足太阴脾经

　　足太阴脾经简称脾经。该经循行部位起于足大趾内侧端（隐白穴），沿内侧赤白肉际，上行过内踝的前缘，沿小腿内侧正中线上行，在内踝上8寸处，交出足厥阴肝经之前，上行沿大腿内侧前缘，进入腹部，属脾，络胃，向上穿过膈肌，沿食管两旁，连舌本，散舌下。

足太阴脾经

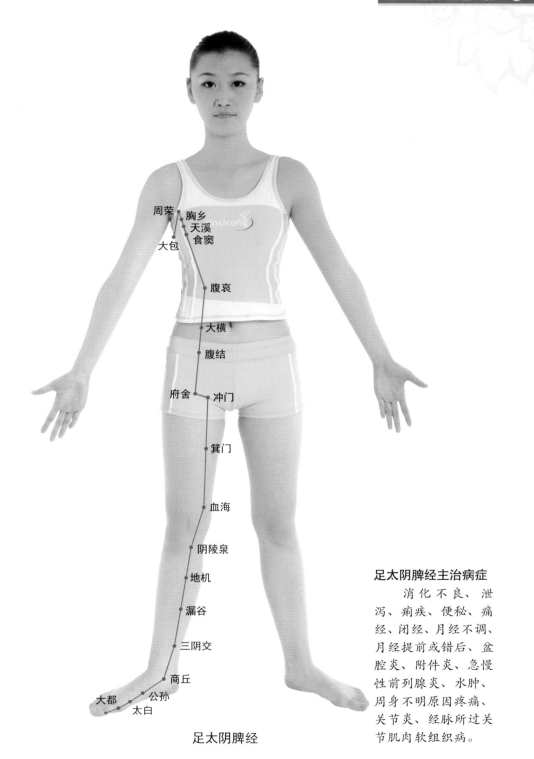

周荣　胸乡
天溪
食窦
大包
腹哀
大横
腹结
府舍　冲门
箕门
血海
阴陵泉
地机
漏谷
三阴交
商丘
大都　公孙
太白

足太阴脾经

足太阴脾经主治病症

消化不良、泄泻、痢疾、便秘、痛经、闭经、月经不调、月经提前或错后、盆腔炎、附件炎、急慢性前列腺炎、水肿、周身不明原因疼痛、关节炎、经脉所过关节肌肉软组织病。

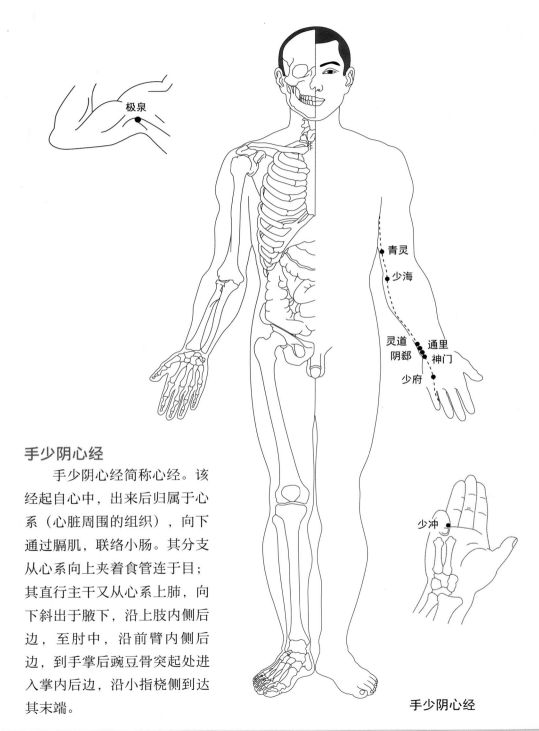

手少阴心经

　　手少阴心经简称心经。该经起自心中，出来后归属于心系（心脏周围的组织），向下通过膈肌，联络小肠。其分支从心系向上夹着食管连于目；其直行主干又从心系上肺，向下斜出于腋下，沿上肢内侧后边，至肘中，沿前臂内侧后边，到手掌后豌豆骨突起处进入掌内后边，沿小指桡侧到达其末端。

手少阴心经

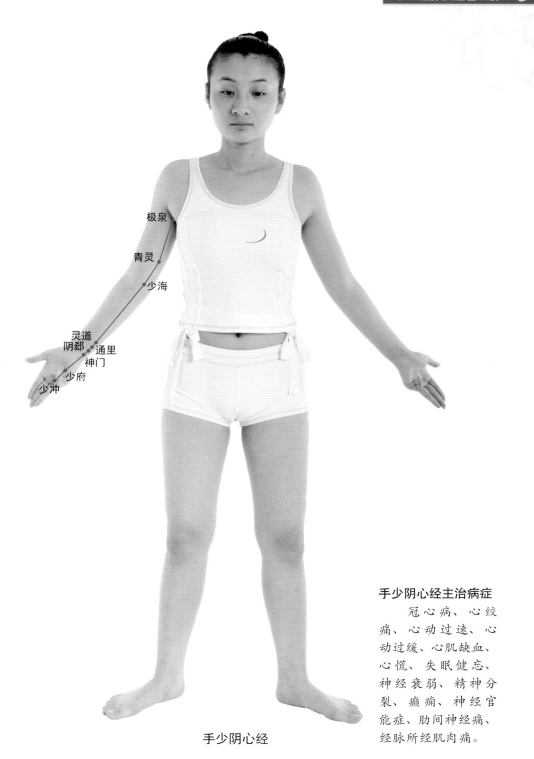

极泉

青灵

少海

灵道
阴郄　通里
神门
少府
少冲

手少阴心经

手少阴心经主治病症

冠心病、心绞痛、心动过速、心动过缓、心肌缺血、心慌、失眠健忘、神经衰弱、精神分裂、癫痫、神经官能症、肋间神经痛、经脉所经肌肉痛。

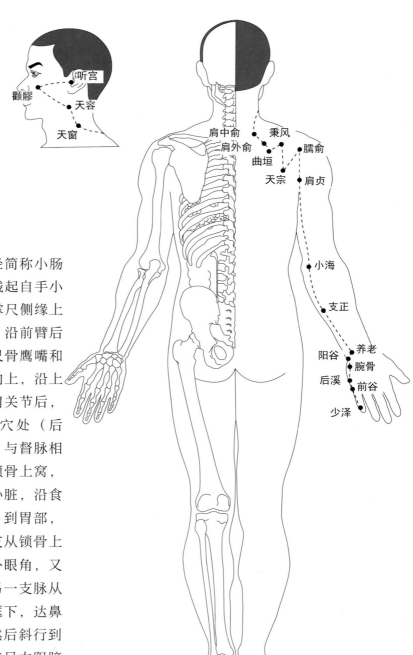

颧髎
听宫
天容
天窗

肩中俞　秉风
肩外俞　臑俞
曲垣
天宗　肩贞

小海
支正
阳谷　养老
　腕骨
后溪　前谷
少泽

手太阳小肠经

　　手太阳小肠经简称小肠经。该经循行路线起自手小指尺侧端，沿手掌尺侧缘上行，出尺骨茎突，沿前臂后边尺侧直上，从尺骨鹰嘴和肱骨内上髁之间向上，沿上臂后内侧出行到肩关节后，绕肩胛，在大椎穴处（后颈部椎骨隆起处）与督脉相会。又向前进入锁骨上窝，深入体腔，联络心脏，沿食管下行，穿膈肌，到胃部，入属小肠。其分支从锁骨上窝沿颈上面颊到外眼角，又折回进入耳中。另一支脉从面颊部分出，经眶下，达鼻根部的内眼角，然后斜行到颧部。脉气由此与足太阳膀胱经相接。

手太阳小肠经

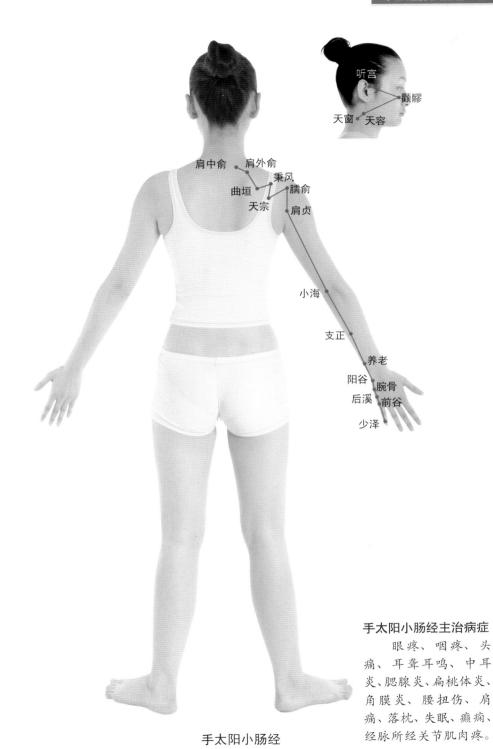

听宫
颧髎
天窗　天容

肩中俞　肩外俞
　　　　秉风
曲垣　　臑俞
　天宗　肩贞

小海

支正

养老
阳谷　腕骨
后溪　前谷

少泽

手太阳小肠经主治病症

眼疼、咽疼、头痛、耳聋耳鸣、中耳炎、腮腺炎、扁桃体炎、角膜炎、腰扭伤、肩痛、落枕、失眠、癫痫、经脉所经关节肌肉疼。

手太阳小肠经

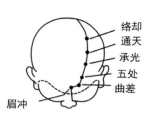

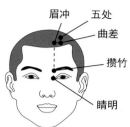

足太阳膀胱经

足太阳膀胱经简称膀胱经。该经循行部位起于目内眦（睛明穴），上达额部，左右交会于头顶部（百会穴）。本经脉分支从头顶部分出，到耳上角部。直行本脉从头顶部分别向后行至枕骨处，进入颅腔，络脑，回出分别下行到顶部（天柱穴），下行交会于大椎穴，再分左右沿肩胛内侧，脊柱两旁（1.5寸），到达腰部（肾俞穴），进入脊柱两旁的肌肉，深入体腔，络肾，属膀胱。本经脉一分支从腰部分出，沿脊柱两旁下行，穿过臀部，从大腿后侧外缘下行至腘窝中（委中穴）。另一分支从项分出下行，经肩胛内侧，从附分穴挟脊（3寸）下行至髀枢，经大腿后侧至腘窝中与前一支脉会合，然后下行穿过腓肠肌，出走于足外踝后，沿足背外侧缘至小趾外侧端（至阴穴），交于足少阴肾经。

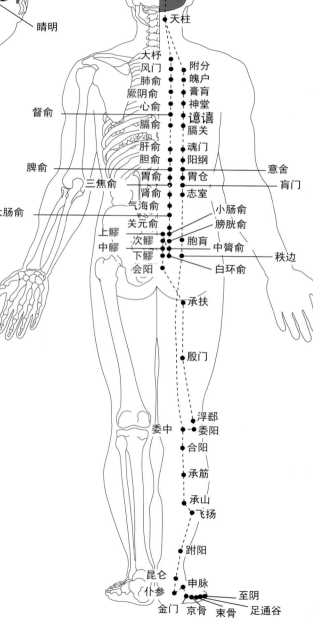

足太阳膀胱经

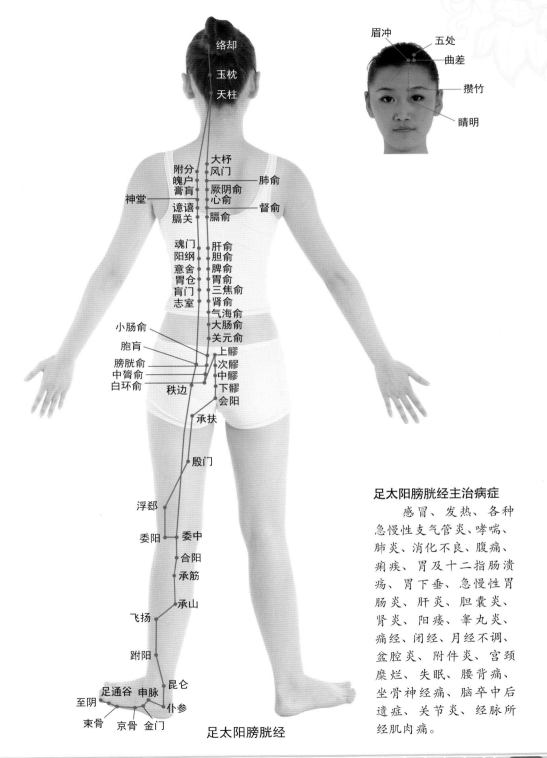

眉冲　五处
曲差
攒竹
睛明

络却
玉枕
天柱

大杼
风门
附分　　肺俞
魄户
膏肓　厥阴俞
神堂　心俞
谚譆　　督俞
膈关
膈俞
魂门　肝俞
阳纲　胆俞
意舍　脾俞
胃仓　胃俞
肓门　三焦俞
志室　肾俞
气海俞
大肠俞
关元俞
小肠俞
胞肓　上髎
膀胱俞　次髎
中膂俞　中髎
白环俞　下髎
秩边　会阳
承扶

殷门

浮郄
委阳　委中
合阳
承筋
承山
飞扬
跗阳
昆仑
足通谷　申脉
至阴　仆参
束骨　京骨　金门

足太阳膀胱经

足太阳膀胱经主治病症

　　感冒、发热、各种急慢性支气管炎、哮喘、肺炎、消化不良、腹痛、痢疾、胃及十二指肠溃疡、胃下垂、急慢性胃肠炎、肝炎、胆囊炎、肾炎、阳痿、睾丸炎、痛经、闭经、月经不调、盆腔炎、附件炎、宫颈糜烂、失眠、腰背痛、坐骨神经痛、脑卒中后遗症、关节炎、经脉所经肌肉痛。

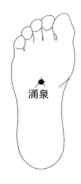

涌泉

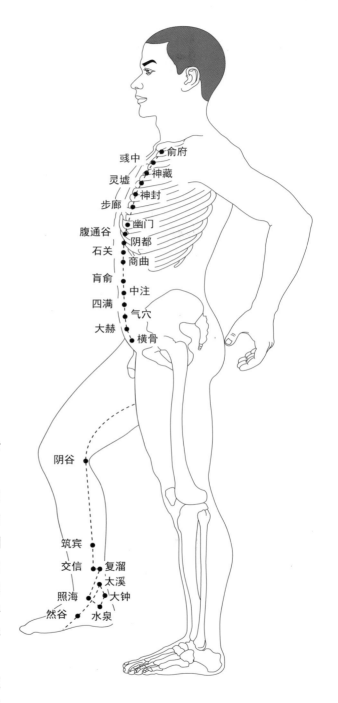

彧中　俞府
灵墟　神藏
步廊　神封
　　　幽门
腹通谷　阴都
石关　商曲
肓俞　中注
四满　气穴
大赫　横骨

阴谷

筑宾
交信　复溜
　　　太溪
照海　大钟
然谷　水泉

足少阴肾经

　　足少阴肾经简称肾经。该经循行部位起于足小趾下面，斜行于足心（涌泉穴）出行于舟骨粗隆之下，沿内踝后缘，分出进入足跟，向上沿小腿内侧后缘，至腘内侧，上股内侧后缘入脊内（长强穴），穿过脊柱，属肾，络膀胱。本经脉直行于腹腔内，从肾上行，穿过肝和膈肌，进入肺，沿喉咙，到舌根两旁。本经脉一分支从肺中分出，络心，注于胸中，交于手厥阴心包经。

足少阴肾经

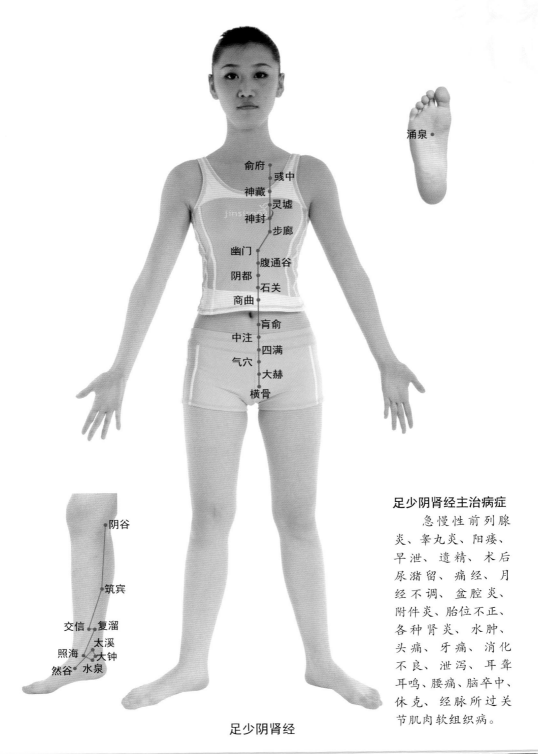

涌泉

俞府
彧中
神藏
灵墟
神封
步廊
幽门
腹通谷
阴都
石关
商曲
肓俞
中注
四满
气穴
大赫
横骨

阴谷

筑宾

交信 复溜
太溪
照海 大钟
然谷 水泉

足少阴肾经主治病症

急慢性前列腺炎、睾丸炎、阳痿、早泄、遗精、术后尿潴留、痛经、月经不调、盆腔炎、附件炎、胎位不正、各种肾炎、水肿、头痛、牙痛、消化不良、泄泻、耳聋耳鸣、腰痛、脑卒中、休克、经脉所过关节肌肉软组织病。

足少阴肾经

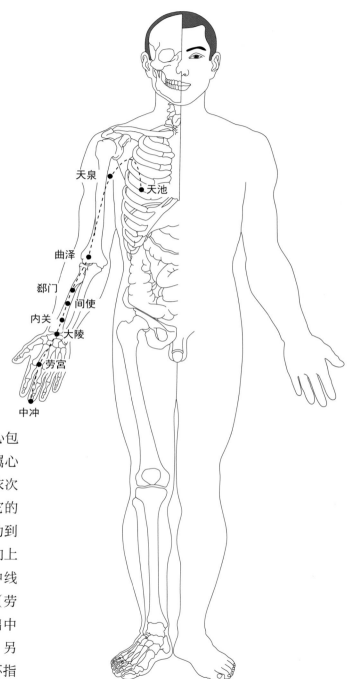

手厥阴心包经

手厥阴心包经简称心包经。该经起于胸中，出属心包络，向下穿过膈肌，依次络于上、中、下三焦。它的支脉从胸中分出，沿胁肋到达腋下3寸处（天池穴）向上至腋窝下，沿上肢内侧中线入肘，过腕部，入掌中（劳宫穴），沿中指桡侧，出中指桡侧末端（中冲穴）。另一分支从掌中分出，沿环指出其尺侧端（关冲穴），交于手少阳三焦经。

手厥阴心包经

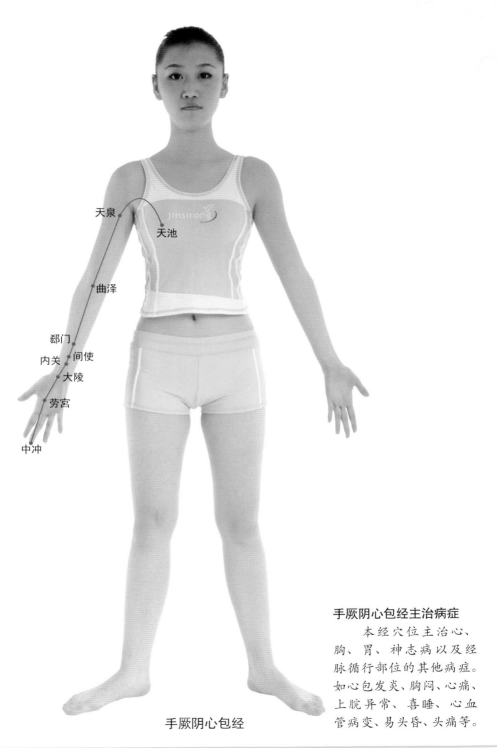

天泉

天池

曲泽

郄门

间使

内关

大陵

劳宫

中冲

手厥阴心包经

手厥阴心包经主治病症

　　本经穴位主治心、胸、胃、神志病以及经脉循行部位的其他病症。如心包发炎、胸闷、心痛、上脘异常、喜睡、心血管病变、易头昏、头痛等。

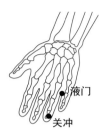

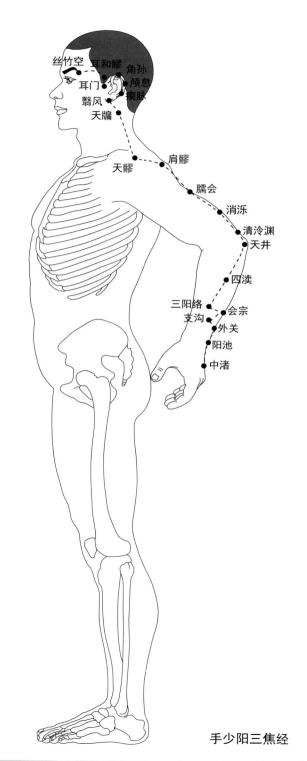

丝竹空 耳和髎 角孙
耳门 颅息
翳风 瘛脉
天牖
肩髎
天髎 臑会
消泺
清冷渊
天井
四渎
三阳络 会宗
支沟
外关
阳池
中渚

液门
关冲

手少阳三焦经

  手少阳三焦经简称三焦经。该经起自环指尺侧端，上出于第四、五两指之间，沿手背至腕部，向上经尺、桡两骨之间通过肘尖部、沿上臂后到肩部，在大椎穴处与督脉相会；又从足少阳胆经后，前行进入锁骨上窝，分布在两乳之间，脉气散布联络心包，向下贯穿膈肌，统属于上、中、下三焦。其分支从两乳之间处分出，向上浅出于锁骨上窝，经颈至耳后，上行出耳上角，然后屈曲向下至面颊及眼眶下部。另一支脉从耳后进入耳中，出行至耳前，在面颊部与前条支脉相交，到达外眼角。脉气由此与足少阳胆经相接。

手少阳三焦经

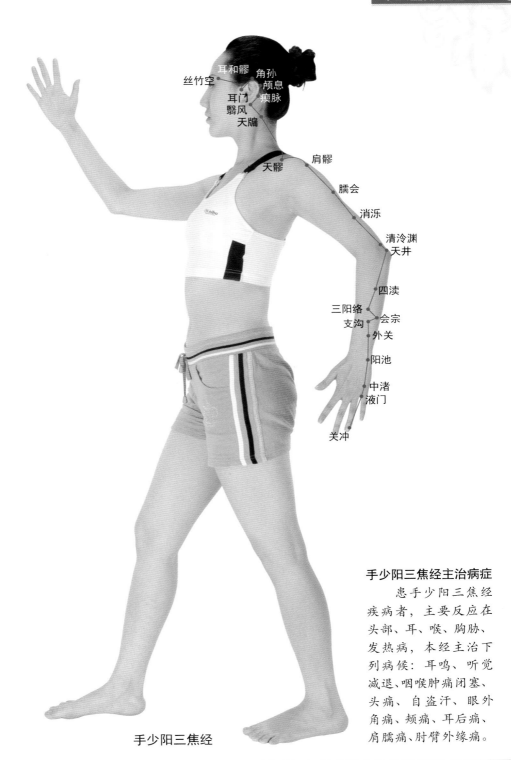

耳和髎
角孙
丝竹空
颅息
瘈脉
耳门
翳风
天牖
天髎
肩髎
臑会
消泺
清冷渊
天井
四渎
三阳络
会宗
支沟
外关
阳池
中渚
液门
关冲

手少阳三焦经

手少阳三焦经主治病症

　　患手少阳三焦经疾病者，主要反应在头部、耳、喉、胸胁、发热病，本经主治下列病候：耳鸣、听觉减退、咽喉肿痛闭塞、头痛、自盗汗、眼外角痛、颊痛、耳后痛、肩臑痛、肘臂外缘痛。

足少阳胆经

足少阳胆经简称胆经。该经循行部位起于目外眦（瞳子髎穴），上至头角（颔厌穴），下行到耳后（完骨穴），再折回上行，经额部至眉上（阳白穴），又向后折至风池穴，沿颈下行至肩上，左右交会于大椎穴，前行入缺盆穴。本经脉一分支从耳后进入耳中，出走于耳前，至目外眦后方。另一分支从目外眦分出，下行至大迎穴，同手少阳三焦经分布于面颊部的支脉相合，行至目眶下，向下的经过下颌角部下行至颈部，与前脉会合于缺盆穴后，穿过膈肌，络肝，属胆，沿胁里浅出气街穴，沿毛际，横向至环跳穴处。直行向下的经脉从缺盆穴下行至腋，沿胸侧，过季肋，下行至环跳穴处与前脉会合，再向下沿大腿外侧、膝关节外缘，行于腓骨前面，直下至腓骨下端，浅出外踝之前，沿足背行出于足第四趾外侧端（足窍阴穴）。

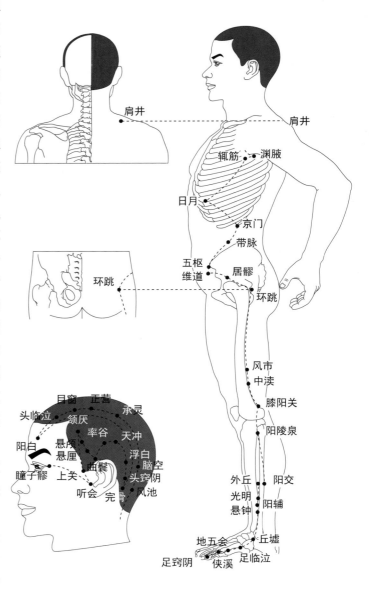

足少阳胆经

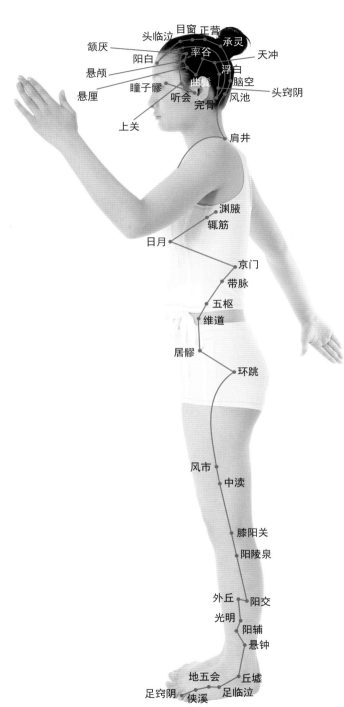

目窗 正营
头临泣
颔厌
悬颅
阳白
率谷
承灵
天冲
浮白
脑空
悬厘
瞳子髎
曲鬓
听会
完骨
风池
头窍阴
上关
肩井
渊腋
辄筋
日月
京门
带脉
五枢
维道
居髎
环跳
风市
中渎
膝阳关
阳陵泉
外丘
阳交
光明
阳辅
悬钟
地五会
丘墟
足窍阴
足临泣
侠溪

足少阳胆经

足少阳胆经主治病症

　　各种急慢性胆囊炎、胆绞痛、各种慢性肝炎、头昏、偏头痛、面神经炎、面神经麻痹、耳聋、耳鸣、近视、感冒、发热、咽喉肿痛、肋下痛、经脉所过肌肉痛。

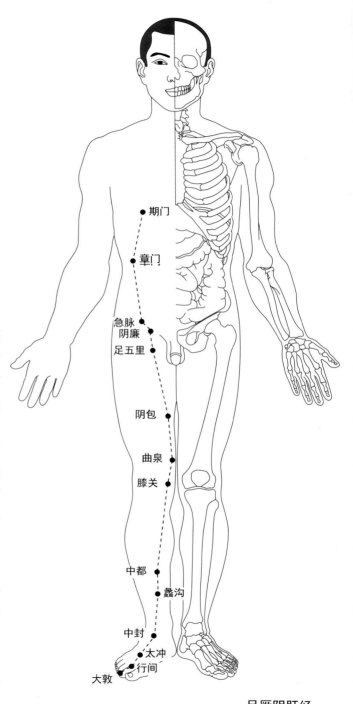

足厥阴肝经

足厥阴肝经简称肝经。该经循行部位起于足大趾爪甲后丛毛处，沿足背向上至内踝前1寸处（中封穴），向上沿胫骨内缘，在内踝上8寸处交出足太阴脾经之后，上行过膝内侧，沿大腿内侧中线进入阴毛中，绕阴器，至小腹，夹胃两旁，属肝，向上穿过膈肌，分布于胁肋部，沿喉咙的后边，向上进入鼻咽部，上行连接目系出于额，上行与督脉会于头顶部。本经脉一分支从目系分出，下行于颊里，环绕在口唇的里边。又一分支从肝分出，穿过膈肌，向上注入肺，交于手太阴肺经。

期门

章门

急脉
阴廉
足五里

阴包

曲泉
膝关

中都
蠡沟

中封
太冲
行间
大敦

足厥阴肝经

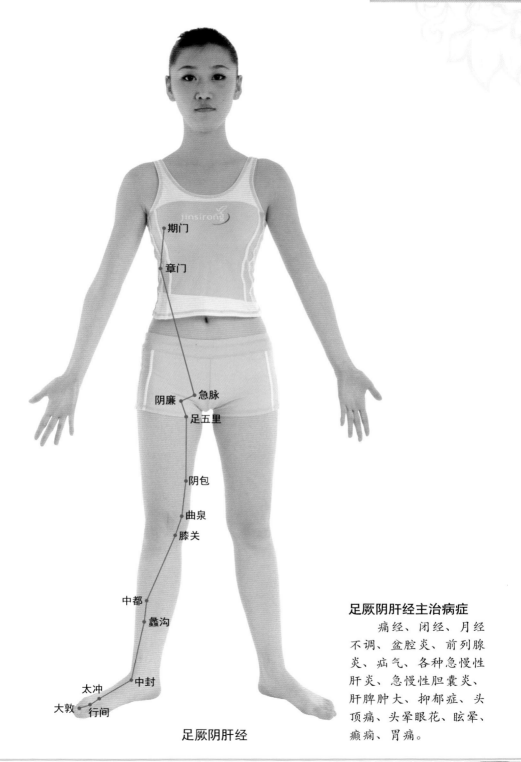

期门
章门
急脉
阴廉
足五里
阴包
曲泉
膝关
中都
蠡沟
太冲
中封
大敦
行间

足厥阴肝经

足厥阴肝经主治病症

　　痛经、闭经、月经不调、盆腔炎、前列腺炎、疝气、各种急慢性肝炎、急慢性胆囊炎、肝脾肿大、抑郁症、头顶痛、头晕眼花、眩晕、癫痫、胃痛。

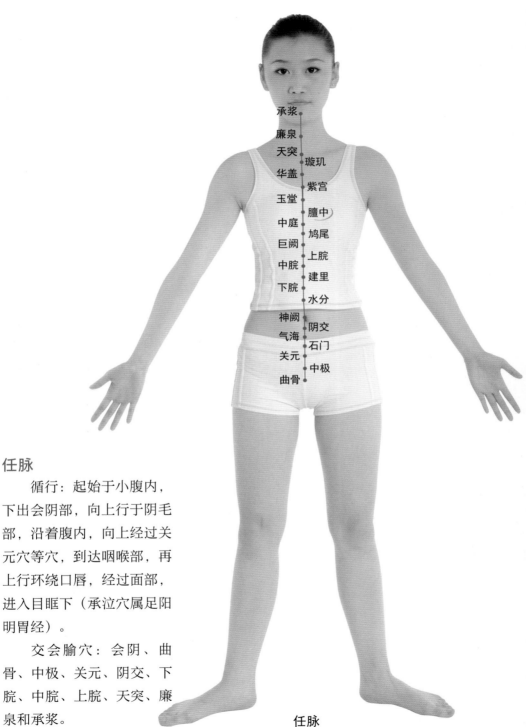

承浆
廉泉
天突　璇玑
华盖　紫宫
玉堂　膻中
中庭　鸠尾
巨阙　上脘
中脘　建里
下脘　水分
神阙　阴交
气海　石门
关元　中极
曲骨

任脉

　　循行：起始于小腹内，下出会阴部，向上行于阴毛部，沿着腹内，向上经过关元穴等穴，到达咽喉部，再上行环绕口唇，经过面部，进入目眶下（承泣穴属足阳明胃经）。

　　交会腧穴：会阴、曲骨、中极、关元、阴交、下脘、中脘、上脘、天突、廉泉和承浆。

任脉

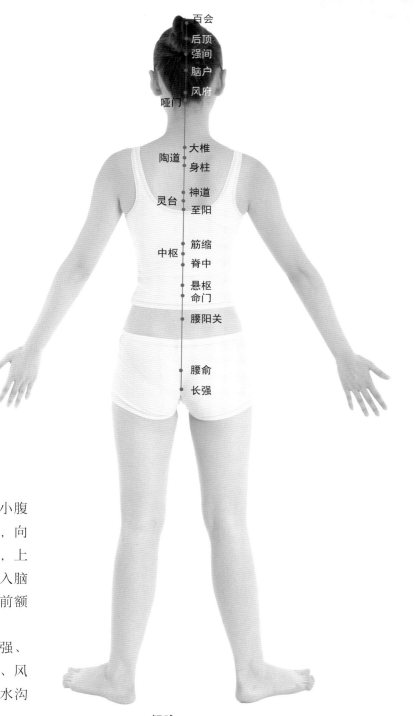

百会
后顶
强间
脑户
风府
哑门
大椎
陶道
身柱
神道
灵台
至阳
筋缩
中枢
脊中
悬枢
命门
腰阳关
腰俞
长强

督脉

循行：起始于小腹内，下出于会阴部，向后行于脊柱的内部，上达项后风府穴，进入脑内，上行巅顶，沿前额下行至鼻柱。

交会腧穴：长强、陶道、大椎、哑门、风府、脑户、百会、水沟和神庭。

督脉

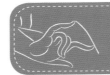

腧穴及取穴方法

腧穴的含义

腧穴是人体脏腑经络之气血输注于体表的特殊部位。"腧"即转输、输通、输注；"穴"即孔、隙。腧穴又名砭处、节、会、骨空、骨孔、气穴、穴道、气府、孔穴、穴位。人体的腧穴既是疾病的反应点，又是施术部位。

腧穴的分类

十四经穴

凡归属于十四正经的腧穴，称十四经穴，简称"经穴"。共有361穴。

奇穴

既有固定的名称，又有明确的位置，但没有归属于十四正经的腧穴，因其有奇特的疗效，故称之为奇穴。又因其在十四经穴以外，故又称"经外奇穴"。

阿是穴

既无具体的名称，又无固定的位置，而是以压痛点或其他反应点作为针灸施术的部位，叫作"阿是穴"，又称"天应穴""不定穴""压痛点"。

腧穴的治疗作用

近治作用：腧穴均能治疗其所在部位及邻近组织器官的病症。

远治作用：十四经穴中，尤其是十二经脉肘膝关节以下的腧穴，不仅治疗局部病症，而且还能治疗本经循行所及的远隔部位的病症。

特殊作用：某些腧穴具有双向良性调节作用。腧穴还具有相对的特异性。

腧穴的主治规律

腧穴（主要是十四经穴）的主治呈现出一定的规律性，主要有分经主治和分部主治两大规律。大体上，四肢部经穴以分经主治为主，头身部经穴以分部主治为主。

分经主治，是指某一经脉所属的经穴均可治疗该经循行部位及其相应脏腑的病症。古代医家在论述推拿按摩治疗时，往往只选取有关经脉而不列举具体穴名，即所谓"定经不定穴"。后世医家在推拿按摩治疗上有"宁失其穴，勿失其经"之说。

分部主治，是指处于身体某一部位的腧穴均可治疗该部位及某类病症，即腧穴的分部主治与腧穴的位置特点相关。如位于头面、颈项部的腧穴，以治疗头面五官及颈项部病症为主，后头区及项区穴又可治疗神志病。

腧穴的定位方法

中医学对于人体腧穴位置的描述是以人体自然直立，两手下垂，掌心向内的姿势而定的。上肢以掌心一侧（屈侧）为"内侧"，手背一侧（伸侧）为"外侧"。以人身前后正中线为准，距正中线近者为"内侧"，距正中线远者为"外侧"。人体腹侧面为"前"，背侧面为"后"。以手足掌面与背面皮肤的移行外为"赤白肉际"。

体表标志取穴法

根据人体表面的一些自然标志来取穴。固定的标志有五官、眉毛、发际、乳头、肚脐、指（趾）甲及骨性标志等，比较明显的标志，如鼻尖取素髎穴，鼻旁0.5寸取迎香穴。两眉头连线中点取印堂穴，两乳头连线中点取膻中，脐旁2寸取天枢。两骨分歧处，如锁骨肩峰端与肩胛冈之间凹陷处取巨骨穴，胸剑结合部处取中庭穴。

需要采取某种动作姿势才会出现的活动标志有皮肤的皱褶、肌肉的隆起或凹陷、肌腱的显露，以及某些关节凹陷等。如耳门、听宫、听会穴等应张口取；下关穴应闭口取。又如屈肘关节，肘横纹头取曲池穴；上臂平举抬肩，肩峰前下凹陷中取肩髃穴；取养老穴时，应正坐屈肘，掌心向胸，当尺骨小头桡侧骨缝中取之。咬牙时，下颌角咬肌隆起处取颊车穴；握拳，第五指掌关节后方纹头取后溪穴；弯曲膝关节取足三里、阳陵泉穴等。但不是所有的穴位都在明显的体表标志附近，怎么办呢？

骨度分寸取穴法

古人在体表标志取穴法的基础上，创造性地将两体表标志之间按尺寸比例进行折算比量，称为骨度分寸取穴法。这里的"寸"，实际上是"份儿"的概念，即指两体表标志之间可以等分为多少份儿，然后再描述某某穴在几分之几的位置。例如，前臂部腕横纹到肘横纹之间可以等分为12寸，肺经的孔最穴在腕横纹上的太渊穴与肘横纹上的尺泽穴之间的7/12的位置上。

下面，我们需要了解并记住常用的骨度分寸方法：

常用骨度分寸表

部位	起止点	折量分寸	度量法	说明
头部	前发际至后发际	12寸	直寸	如前后发际不明，眉心至前发际加3寸；大椎至后发际加3寸；眉心至大椎为18寸
	前额两发角之间	9寸	横寸	
	两耳后高骨（乳突）之间	9寸		
胸腹部	心口窝（胸剑联合）至脐中	8寸	直寸	前正中线旁开的胸胁部取穴骨度，一般根据肋骨计算
	脐中至耻骨联合上缘	5寸	直寸	
	两乳头连线之间	8寸	横寸	女性用锁骨中线取代
背腰部	第七颈椎（大椎）以下至尾骶骨	21寸	直寸	第三胸椎下与肩胛冈脊柱缘平齐；第七胸椎下与肩胛下角平齐；第二腰椎下与肋弓下缘或肚脐平齐；第四腰椎下与髂嵴平齐
	肩胛骨内侧缘至后正中线	3寸	横寸	

续表

部位	起止点	折量分寸	度量法	说明
上肢部	腋前纹头至肘横纹	9寸	直寸	
	肘横纹至腕掌背侧横纹	12寸		
下肢部	股骨大转子至膝中	19寸	直寸	膝中的水平线，前平膝盖下缘；后平膝弯横纹；屈膝时平膝眼穴
	臀横纹至膝中	14寸		
	膝中至外踝尖	16寸	直寸	
	耻骨联合上缘至膝关节内上方高骨上凹陷	18寸		
	膝关节内下方高骨下至内踝高点	13寸		

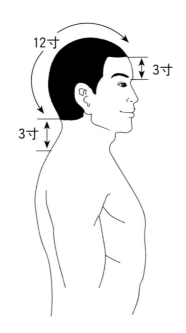

头部骨度分寸

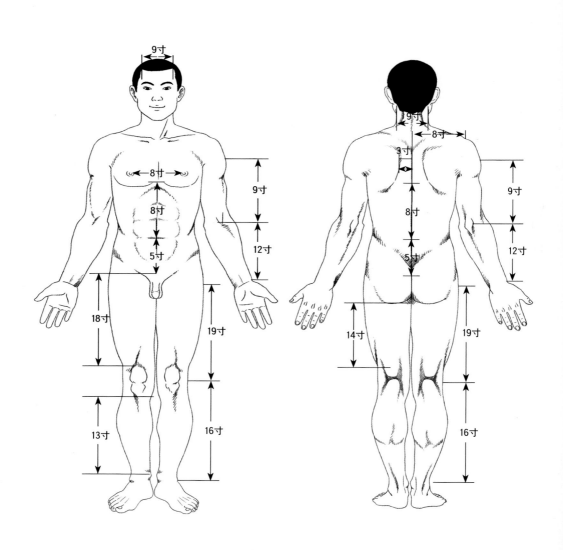

全身骨度分寸

手指同身寸定位法

骨度分寸法可以精确定位穴位了，但却失于繁琐，有没有省事的方法呢？有，古人又发明了手指同身寸定位法。

以手指的长短、宽窄为依据定穴，因为此法只限于自身使用，故又称"指寸法"。

这个方法省事是省事了，但却有失精确，所以临床中当几种方法相互参考综合使用。

★ 1寸的定位法（又称拇指同身寸法或中指同身寸法）

拇指同身寸是指寸法取穴方法之一，以拇指屈侧指节横纹两端间距离为1寸量取穴位。《千金要方》："取手拇指第一节横度为1寸。"适用于四肢部的取穴方法。

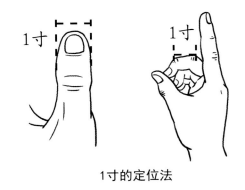

1寸的定位法

中指同身寸也是指寸法取穴方法之一，以本人中指第一、二指节横纹桡侧端间距离为1寸量取穴位。《太平圣惠方》："今取男左女右手中指第二节内度两横纹，相去为一寸。"适用于四肢直寸与背部横寸取穴。

具体取穴时，可将拇指与中指屈曲对接，形成环状，伸直其余手指，使中指桡侧面得到充分显露，取其中节上下两横纹之间的距离作为1寸。适用于四肢部腧穴的纵向比量和背、腰、骶部腧穴的横向取穴。

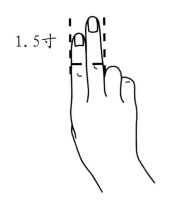

1.5寸的定位法

★ 1.5寸的定位方法

一般我们把示指、中指并拢后，以中指第二指节横纹为标准，两指的宽度定为1.5寸。

★ 2寸的定位方法

中医针灸学课本上规定三横指为2寸，也有把示指指端到第二指指节横纹的长度定为2寸，还可以把拇指指端到第一、第二掌骨指蹼连接处定为2寸。

★ 3寸的定位方法（又称横指同身寸取穴法）

横指同身寸定位法（又叫一夫法）是指将第二、第三、第四、第五指并拢，以中指的第二指间关节横纹为基准做一条横线，两端的距离为3寸，适用于上下肢、下腹部的直寸和背部的横寸定穴的方法。

现在，通过拇指同身寸、中指同身寸、横指同身寸，确定了定位的标准尺寸，这样1寸、1.5寸、2寸、3寸就都有了。如果穴位是2.5寸，就1.5寸再加1寸；如果是4寸，就可以用"一夫法"加1寸；如果是5寸，就把"一夫法"再加2寸；要是6寸用两个"一夫法"就可以了。

常用简便取穴法

利用简便易行的方法取穴。如两耳尖直上与头顶正中线交点取百会穴；拇指向示指并拢，虎口处肌肉隆起最高点取合谷穴；两虎口自然平直交叉，示指尖所抵达处取列缺穴；屈膝，掌心盖住膝关节髌骨，手指垂直向下（示指紧靠在小腿胫骨前嵴外缘），中指尖所达之处取足三里穴。

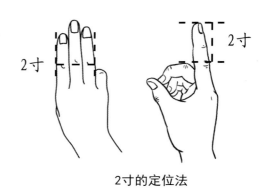

2寸的定位法

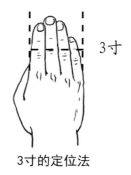

3寸的定位法

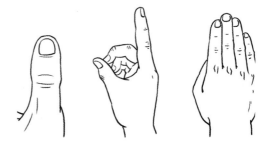

列缺穴简便取穴

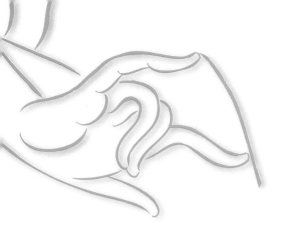

【第二章】

中医外治疗法

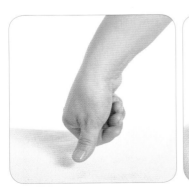

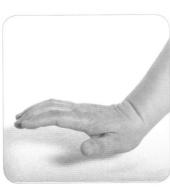

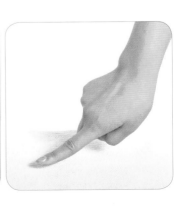

穴位按摩的常用手法

按法

　　是以拇指或掌根等部在一定的部位或穴位上逐渐向下用力按压，按而留之，不可呆板，这是一种诱导的手法，适用于全身各部位。临床上按法又分指按法、掌按法、屈肘按法等。

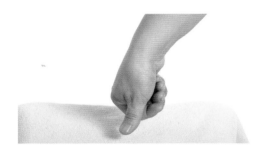

指按法

　　接触面较小，刺激的强弱容易控制调节，不仅可开通闭塞、散寒止痛，而且能保健美容，是最常用的保健推拿手法之一。如常按面部及眼部的穴位，既可美容，又可保护视力。

掌按法

　　接触面较大，刺激也比较缓和，适用于治疗面积较大而较为平坦的部位，如腰背部、腹部等。

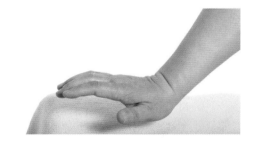

屈肘按法

　　屈肘时用突出的鹰嘴部分按压体表，此法压力大，刺激强，故仅适用于肌肉发达厚实的部位，如腰臀部等。

注意要点

按法操作时着力部位要紧贴体表，不可移动，用力要由轻而重，不可用暴力猛然按压。按法常与揉法结合应用，组成"按揉"复合手法，即在按压力量达到一定深度时，再做小幅度的缓缓揉动，使手法刚中兼柔，既有力又柔和。

功效

通经活络、缓解痉挛、调理关节。

适用部位

全身各部位都可以，对于穴位处按摩最常用。

摩法

以掌面或指面附着于穴位表面，以腕关节连同前臂做顺时针或逆时针环形有节律的摩动。摩法又分为指摩法、掌摩法、掌根摩法等。

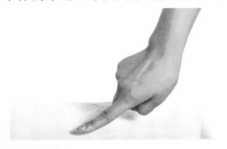

指摩法

用示指或中指或环指面附着于一定的部位上，以腕关节为中心，连同掌、指做有节律性的环旋运动。

掌摩法

用掌面附着于一定的部位上，以腕关节为中心，连同掌、指做有节律性的环旋运动。

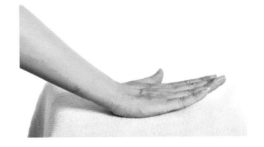

掌指摩法

用掌根部大鱼际、小鱼际等在身体上进行摩动，摩动时各指略微翘起，各指间和指掌关节稍稍屈曲，以腕力左右摆动；操作时可以两手交替进行。

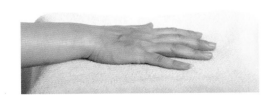

注意要点

　　在运用摩法时，要求肘关节自然屈曲、腕部放松，指掌自然伸直，动作要缓和而协调。频率每分钟120次左右。本法刺激轻柔缓和，是胸腹、胁肋部常用的手法。

功效

　　若经常用摩法抚摩腹部及胁肋，可使人气机通畅，起到宽胸理气，健脾和胃、增加食欲的作用。

适用部位

　　身体各部位。

推法

　　四指并拢，紧贴于皮肤上，向上或向两边推挤肌肉。推法可分为平推法、直推法、旋推法、合推法等。现仅以平推法说明之。平推法又分指平推法、掌平推法和肘平推法。

指平推法

　　用拇指指面着力，其余四指分开助力，按经络循行或肌纤维平行方向推进。此法常用于肩背、胸腹、腰臀及四肢部。

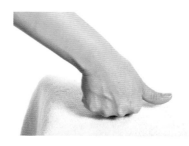

掌平推法

　　用手掌平伏在皮肤上，以掌根为着力点，向一定方向推进，也可双手掌重叠向一定方向推进。此法常用于面积较大的部位。

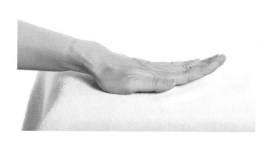

肘平推法

　　屈肘后用鹰嘴突部着力向一定方向推进。此法刺激力量强，仅适用于肌肉较丰厚发达的部位，如臀部及腰背脊柱两侧膀胱经等部位。

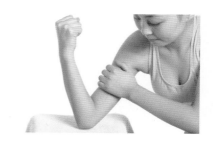

注意要点

在运用推法时，指、掌、肘要紧贴体表，用力要稳，速度要缓慢而均匀。此种手法可在人体各部位使用。

功效

增强肌肉的兴奋性，促进血液循环，舒筋活络。

适用部位

肩背、胸腹、耳部、四肢、腰臀。

拿法

捏而提起谓之拿。此法是用拇指和示指、中指端对拿于患部或穴位上，做对称用力，一松一紧地拿按。

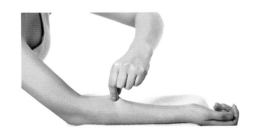

注意要点

使用拿法时，腕部要放松灵活，用指面着力。动作要缓和而有连贯性，不可断断续续，用力要由轻到重，再由重到轻，不可突然用力。本法也是常用按摩手法之一，适用于颈项、肩部、四肢等部位或穴位，且常作为推拿的结束手法使用。

功效

祛风散寒、舒筋通络、开窍止痛。

适用部位

肩部、耳部、颈部、四肢。

揉法

用手指螺纹面或掌面吸定于穴位上，做轻而缓和的回旋揉动。揉法又分为：指揉法、鱼际揉法、掌揉法等。

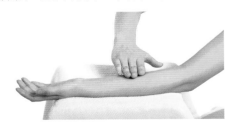

指揉法

用拇指或中指或示指、中指、环指指面或指端轻按在某一穴位或部位上，做轻柔的小幅度环旋揉动。

鱼际揉法

用手掌的大鱼际部分，吸附于一定的部位或穴位上，做轻轻的环旋揉动。

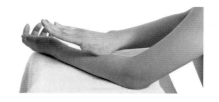

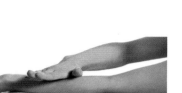

掌揉法

用掌根部着力，手腕放松，以腕关节连同前臂做小幅度的回旋揉动。

注意要点

揉法是保健推拿的常用手法之一，适用于全身各部，如揉按中脘、腹部配合其他手法对胃肠功能有良好的作用。

功效

宽胸理气、消积导滞、活血化瘀、消肿止痛。

适用部位

全身各部位均可使用，尤其是穴位处。

擦法

用手掌的大鱼际、掌根或小鱼际附着在一定部位，进行直接来回摩擦，使之产生一定热量。

大鱼际

小鱼际

掌根

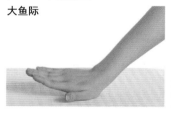
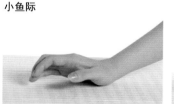
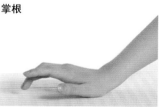

注意要点

使用擦法用力要稳，动作需均匀连续，在施术部位要涂上润滑剂，避免皮肤被擦伤，也有利于能量渗透。

功效

开通闭塞、活血止痛、调整脏腑功能。

适用部位

全身各部位。

点法

用拇指顶端，或中指、示指、拇指之中节，点按某一部位或穴位，常用于治疗脘腹挛痛、腰腿疼痛等病症。

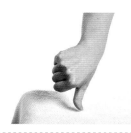
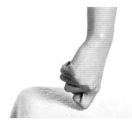

注意要点

用力应由小到大，结束时慢慢抬起放松，不要突然将手抬起。

功效

刺激强，操作省力，舒筋活络，活血止痛。

适用部位

适用全身各个部位，尤其穴位处。

击法

用拳背、掌根、掌侧小鱼际、指尖或用桑枝棒叩击体表，可分为拳击法、小鱼际击法、指尖击法、掌击法等。

拳击法

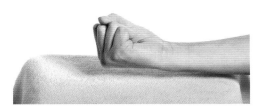

小鱼际击法

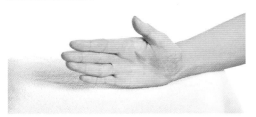

指尖击法

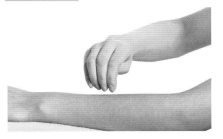

掌击法

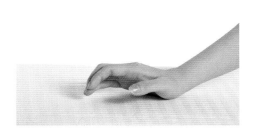

注意要点

操作时用力要快速而短暂，垂直叩打体表，在叩打体表时，不能有拖抽动作，速度要均匀而有节律。其中拳击法常用于腰背部；掌击法常用于头顶、腰臀及四肢部；小鱼际击法常用于腰背及四肢部；指尖击法常用于头面、胸腹部；棒击法常用于头顶、腰背及四肢部。

功效

舒筋通络，调和气血。

适用部位

胸肋部、头部、背部、四肢、腰臀、肩部。

搓法

用双手的掌面或掌侧夹住一定部位，相对用力做快速搓揉，并同时做上下往返移动。本法适用于四肢及胁肋部。

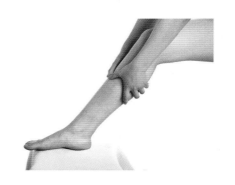

注意要点

使用此法时，两手用力要对称，搓动要快，移动要慢。

功效

调和气血，舒通经络，放松肌肉。

适用部位

四肢。

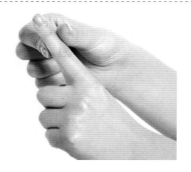

捻法

一手的拇指和示指螺纹面，捏住另一手的手指，做对称用力捻动。

注意要点

　　本法适用于手指、手背及足趾。运用时动作要灵活、快速，用劲不可呆滞。

功效

　　理筋通络，滑利关节。

适用部位

　　手指、足趾。

掐法

　　用拇指或示指指甲，在一定穴位上反复掐按。常与揉法配合使用，如掐揉人中，须先掐后揉。

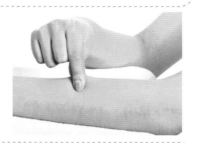

注意要点

　　要垂直向下用力，不要扣动，以免损伤皮肤。

功效

　　疏通经脉，镇静，安神，开窍。

适用部位

　　全身穴位。

抖法

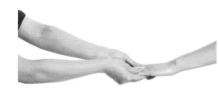

　　用双手握住患者的上肢或下肢远端，用微力做连续的小幅度的上下连续颤动，使关节有松动感，可分上肢抖法和下肢抖法。此法常与搓法合用，作为结束手法，使患者有一种舒松的感觉。

注意要点

　　抖动的肢体要放松，自然伸直。抖动的幅度要小，频率要快。

功效

　　疏松脉络，滑利关节。

适用部位

　　四肢。

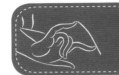

耳 穴

主要耳穴

到目前为止，已经发现的耳穴有数百个之多，经过反复的筛选验证，得到世界各国公认的为91个。

耳穴的分布，特别是在耳郭前面，有一定的规律性，就像一个头部朝下臀部朝上的胎儿。也就是说：与头面部相应的耳穴，分布在耳屏和耳垂；与上肢相应的分布在耳舟；与躯干相应的分布在对耳轮；与下肢及臀部相应的分布在对耳轮上、下脚；与盆腔相应的，分布在三角窝；与消化道相应的分布在耳轮脚周围；与腹腔相应的分布在耳甲艇；与胸腔相应的分布在耳甲腔；与鼻咽部相应的分布在耳屏等。现将临床上最为常用耳穴的具体分布部位和功效说明如下。

耳穴治疗的四种配穴方法

按相应部位配穴

此法最为简单，临床上用得也最广泛，即根据病变所在，在耳郭对应的部位取穴配方。如肩周炎取肩穴，胃炎取胃穴等。

按脏腑辨证配穴

根据中医的传统理论来选穴组成处方。如中医学认为"肺主皮毛"，故可取肺穴治疗皮肤病；肾"其华在发"，故可取肾穴治疗斑秃等。

按临床经验配穴

临床中发现，对某一或某些病症有独特作用的穴位进行组方。如耳尖穴治高血压、耳中穴治膈肌痉挛等。

在实际治疗中，上面各种配穴常综合运用，如高血压，可据西医理论取交感穴，按脏腑学说加心穴，据临床经验加耳尖穴等。

按现代医学理论配穴

耳穴中有不少是按现代医学的名称命名的，如交感、肾上腺、内分泌、耳迷根等。这些穴位的功能和现代医学所说的基本一致，如肾上腺穴，有近似调节肾上腺的功能，故可按现代医学理论配穴。

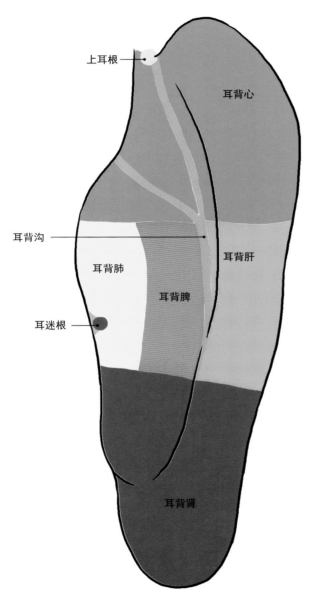

耳背部反射区穴位图

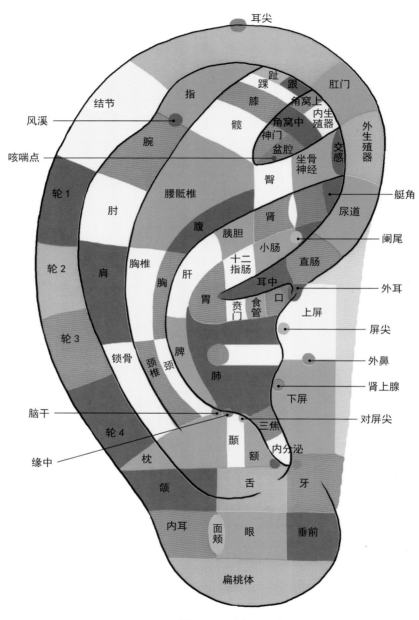

耳正面反射区穴位图

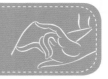

耳穴按摩

耳穴按摩分两类，一为自身耳郭穴位保健按摩，一为术者耳郭穴位治疗按摩。常用手法有：按、摩、揉、搓、捏、点、掐等。

耳穴自我按摩

耳穴自我按摩由患者自行操作。按摩采取坐位或立位，全身放松，两脚与肩同宽。每日清晨1次，或早晚各1次。

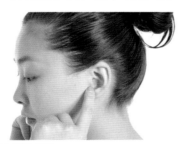

耳屏前（外鼻穴等）按摩

以两手中指或示指指尖在耳珠前轻轻揉按。沿顺时针及逆时针方向各揉按15～20次。此法用于防治感冒、鼻炎、咳喘等。

耳尖穴按摩

用两手拇指或示指捏拿耳尖穴处，轻微揉按15～20次。用于防治眼疾、感冒发热、惊厥、高血压。

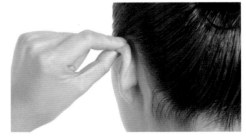

三角窝区按摩

两手示指或中指尖，在三角窝区域内轻点揉按15～20次。用以防治妇科病症、阳痿等。

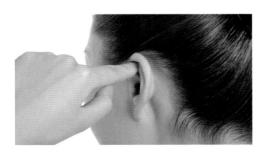

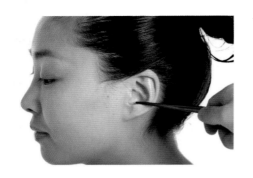

耳甲腔区按摩

　　两手示指或中指尖，在该区轻点揉按15～20次。用以防治胸痛、心悸及咳喘等。

耳轮区按摩

　　两手拇指或示指捏拿耳轮区，做轻微揉按20～30次。此法可防治阳痿、癃闭、尿频、便秘等。

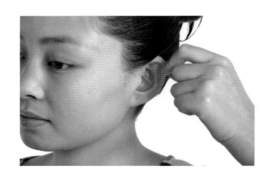

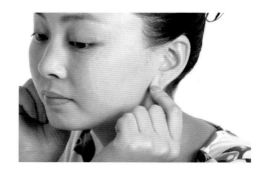

耳甲艇区按摩

　　两手示指或中指尖，在耳甲艇区轻点揉按15～20次。用以防治胃病、泄泻及胆石病等。

耳垂区按摩

　　两手拇指或示指捏拿耳垂区，做轻微揉按10次；双手指放开，再按上法做5～10次。此法可防治眼疾、面瘫、流行性腮腺炎、小儿疳积等。

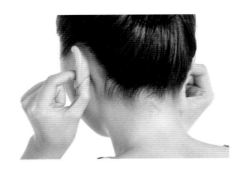

耳背区（耳背沟穴等）按摩

以两手拇指、示指捏拿耳背、耳腹处，做轻微揉按20～30次。常用于预防高血压等。

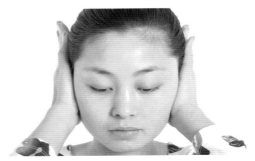

全耳腹按摩

以两手掌心（劳宫穴）对准耳腹做轻微揉按，顺时针、逆时针揉按各20～30次。用以全身保健。

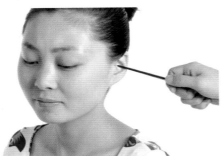

全耳背按摩

两手掌心（劳宫穴）对准耳背做轻微揉按，顺时针揉按20～30次，逆时针揉按20～30次。此法可起到全身保健作用。

耳穴术者按摩

本法主要用于治疗，有三种手法：揉按法、点按法、掐按法。

揉按法

患者取坐位或卧位。术者以右手拇指、示指掌侧面或牙签、光滑细棒对准穴点，揉按1～2分钟。指力由轻到重局部有热胀舒适感为宜。每次揉按1～3穴，每日或隔日1次。据年龄、体质和病情，决定手法的轻重。

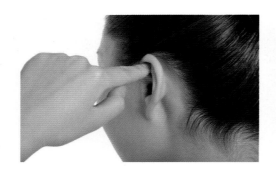 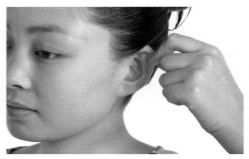

点按法

患者取坐位或卧位。术者以右手示指或中指顶端，对准穴位，点按2～3分钟，指力由轻到重，至局部有胀痛感。每次点按1～3穴，每日1～2次。

掐按法

患者坐位或卧位。术者右手拇指、示指二指指腹对准穴位点。其中示指对准耳郭背部穴位点，拇指对准耳郭腹部穴位点，进行掐按，由轻到重，用力要均匀。每次掐按1～3穴，每穴掐按2～3分钟，每日1～2次。

温馨提示

上述三法，揉按法用以治疗眼疾、面瘫、失眠、小儿遗尿、小儿积滞等病症，其余两法以治疗疼痛病症为主。

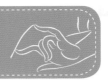

足穴按摩

　　常言说"千里之行，始于足下""鹤发童颜，步履轻健"。这些话无不说明了足部健康的重要，早在《黄帝内经》中就论述了足部保健养生的理论原则。千百年前，我们的祖先就使用足部按摩的方法来达到治病和保健的目的。足部按摩是对足部表面施加压力使它影响全身，调节身体各器官的功能。

　　足部与全身脏腑经络关系密切，承担身体全部重量，故有人称足是人类的"第二心脏"。有人观察到足与整体的关系类似胎儿平卧在足掌面。头部向着足跟，臀部朝着足趾，脏腑即分布在跖面中部。根据以上原理和规律，刺激足穴可以调整人体全身功能，治疗脏腑病变。人体解剖学也表明脚上的血管和神经比其他部位多，无数的神经末梢与头、手、身体内部各组织器官有着特殊的联系。所以，单纯对足部加以手法按摩，就能治疗许多疾病。

腹腔神经丛

　　反射区位置：位于双足底第二～四跖骨体的中下部，呈一椭圆区域，在胃和肾反射区的附近。

　　手法：拇指推法，推按5～10次。

　　适应证：神经性胃肠疾病，失眠，神经衰弱，虚脱，休克，高血压，头痛以及各种病症的镇静、镇痛作用。

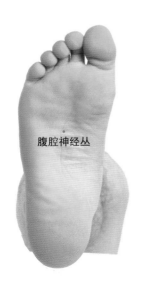

腹腔神经丛

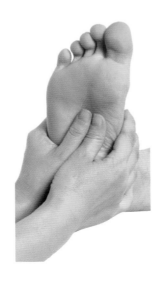

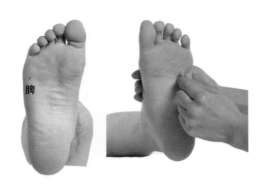

脾

反射区位置：位于左足底第四、五跖骨体之间，离第四、五跖骨底部向远心端约一拇指宽的幅度所形成的区域。

手法：拇指、示指掐揉法。按摩5～10次。

适应证：贫血，食欲缺乏，小儿厌食症，发热，炎症，免疫功能低下，再生障碍性贫血，尤其对皮肤科疾病有特殊疗效。

肾上腺

反射区位置：位于双足底第二、三跖骨体之间，距离第二、三跖骨头约一拇指宽的幅度，在肾反射区的远心端。或为双足底前脚掌第一跖骨与其他跖趾关节所形成"人"字形交叉点的正下方的区域。

手法：单示指扣拳法。按摩5～10次。

适应证：肾脏病，风湿病，高血压，气喘，过敏，心律不齐。尤其对关节疾病的治疗，与肾上腺有极密切的关系。

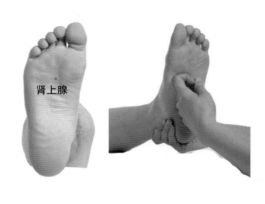

肾

反射区位置：位于双足底第二、三跖骨体之间，距离第二、三跖骨底部约一拇指宽的幅度（向脚趾方向）。或为双足底第二、三足趾之间，在跖趾关节至足跟连线的中上1/3交界处所形成的区域。

手法：拇指按摩5～10次。

适应证：高血压，风湿病，关节疾患，泌尿系炎症，结石，肾积水，动脉硬化，水肿，湿疹等。

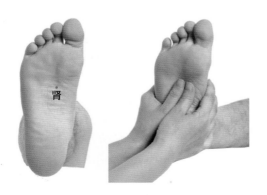

输尿管

反射区位置：位于双足底肾反射区斜向内后至舟骨内下方，呈一弧形的带状区域。

手法：用拇指扣拳法。向心性滑按5～10次。

适应证：输尿管的炎症，结石，高血压，风湿病，关节疾患，动脉硬化，肾积水，过敏，湿疹等。

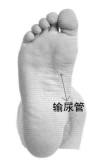
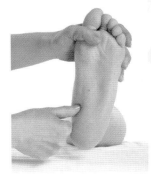

膀胱

反射区位置：位于双足内侧弓上，在内踝的前下方，舟骨的下方，拇展肌的内侧缘。

手法：拇指定点按压5～10次。

适应证：肾，输尿管，膀胱炎症，结石，高血压，风湿病，关节疾患，过敏，哮喘，前列腺肥大，尿道综合征，尿潴留，动脉硬化等。

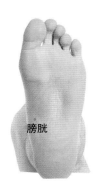
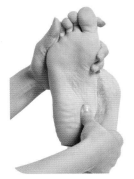

额窦

反射区位置：位于双足拇趾肉球的顶端以及其他8个足趾肉球部分。

手法：拇指或示指掐按5～10次（大脚趾）。然后依次掐按其他足趾5～10次。

适应证：脑血管病变，脑血栓，脑出血后遗症，鼻窦炎，头痛，头晕，失眠，神经衰弱，发热，眼，耳，鼻，口等疾病。

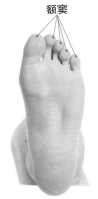
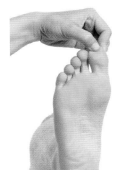

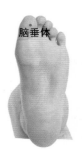
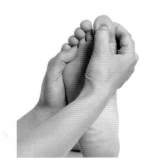

脑垂体

反射区位置：位于双足底拇趾趾腹肉球中央偏内侧一点的区域，在大脑反射区的深部。

手法：拇指定点按压法。定点按压5～10次。

适应证：内分泌功能失调，遗尿症，小儿发育不良等。

小脑、脑干

反射区位置：位于双足拇趾第二节趾骨底部的内侧，与趾腹交界成45度角处所形成的区域。

手法：拇指定点按压5～10次。

适应证：脑血管病变，高血压，低血压，眩晕症，失眠，平衡失调，软组织损伤等。

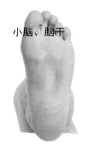
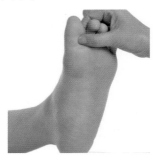

三叉神经

反射区位置：位于双足拇趾的内侧，在拇趾肉球的侧缘上，小脑、脑干反射区的远心端所形成的区域。

手法：拇指定点按压5～10次。

适应证：偏头痛，神经衰弱，失眠，面神经麻痹，面肌痉挛，腮腺炎，腮部肿大，耳病，面颊部诱发的神经痛。

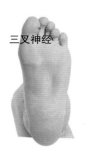
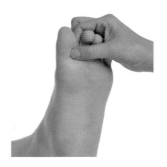

鼻

反射区位置：位于双足拇趾第二节趾骨的外侧以及转向拇趾趾甲近心端延伸的部分，形成一个近似"L"形区域。

手法：拇指按压5～10次。

适应证：急慢性鼻炎，鼻出血及其他各种鼻部疾病。

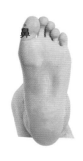
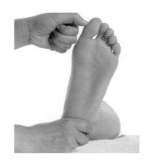

大脑

反射区位置：位于双足底拇趾趾腹肉球的全部所形成的区域。

手法：拇指按揉5～10次或单示指扣拳法推按5～10次。

适应证：脑血管病变后遗症，脑积水，脑性麻痹，高血压，头痛，失眠，神经衰弱，记忆力减退，以及其他神经性疾病。

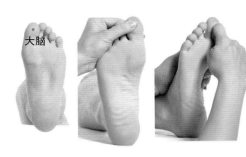

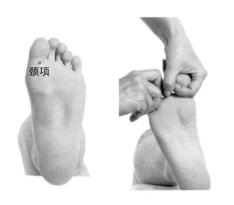

颈项

反射区位置：位于双足底拇趾第一趾关节的近心端，相当于拇趾肉球近心端的横纹处所形成的带状区域。

手法：捏指法。从外向内旋转按揉5～10次。

适应证：落枕，头痛，头晕，失眠，颈椎病，颈肩综合症，脑供血不足，颈肩部软组织损伤等。

颈椎

反射区位置：位于双足拇趾第一趾关节的内侧，相当于拇趾肉球近心端横纹的内侧尽头处形成的区域。

手法：双指钳法。定点按揉5～10次。

适应证：落枕，头痛，头晕，失眠，颈椎病，颈肩综合症，脑供血不足，颈肩部软组织损伤等。

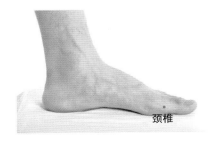

颈椎

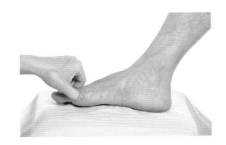

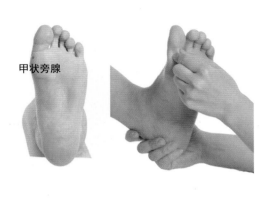

甲状旁腺

反射区位置：双足第一跖趾关节内前方凹陷处。

手法：双指钳法。定点按揉5～10次。

适应证：痉挛症，过敏症，失眠，神经衰弱，更年期综合征，骨折恢复期，恶心，呕吐，皮肤疾病，妇科疾病，以及甲状旁腺分泌不足所致手足搐搦症等。

甲状腺

反射区位置：位于双足底第一跖趾关节的近心端及拇趾第一节趾骨的外侧。相当于拇球的近心端及其外侧所形成的一个"L"形的带状区域。

手法：拇指推掌法。沿"L"形离心推按5～10次。

适应证：甲状腺炎，甲状腺囊肿，甲状腺瘤，失眠，神经衰弱，甲亢，甲低，月经不调，闭经，痤疮，内分泌功能失调等。

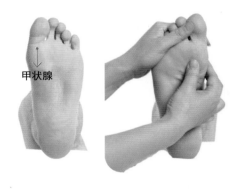

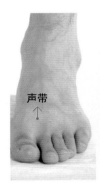

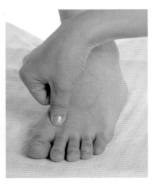

声带

反射区位置：位于双足足背第一、二足趾之间。

手法：拇指推掌法。离心推按5～10次。

适应证：咽喉炎，声带炎，声音嘶哑，声带小结，声带息肉，急性喉炎等。

眼

反射区位置：位于双足底第二、三足趾额窦反射区的近心端至趾根部，以及双足背第二、三足趾趾蹼连接处靠第三足趾所形成的区域。

手法：单示指扣拳法或拇指推掌法。先点后推5～10次。

适应证：眼的屈光不正（近视、远视、花眼、散光等）及各种眼部疾病（结膜炎、白内障、睑腺炎、睑板腺囊肿等）。

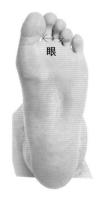
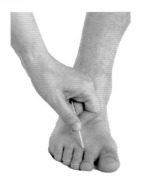
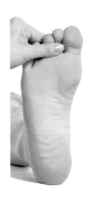

耳

反射区位置：耳位于双足底第四、五足趾额窦反射区的近心端至第四、五足趾趾根部；内耳迷路位于双足背第四、五足趾趾蹼联结处所形成的区域。

手法：示指推按法和拇指推掌法。先点后推5～10次。

适应证：眩晕症，耳鸣，耳部的炎症及其他耳病。

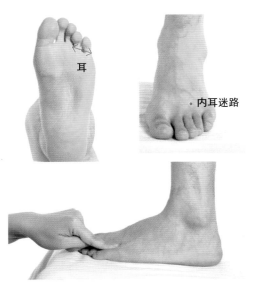
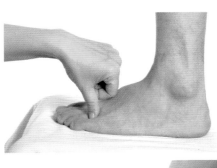
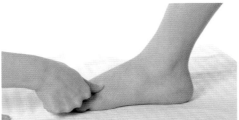

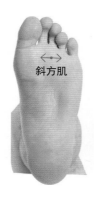
斜方肌

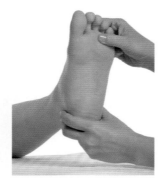

斜方肌

反射区位置：位于双足眼、耳反射区近心端约一拇指宽的幅度，自甲状腺反射区到肩反射区之间形成的带状区域。

手法：拇指指腹推按法。从外向内推按5～10次。

适应证：落枕，颈、肩、背部软组织损伤，上肢麻木，无力等。

肺、支气管

反射区位置：位于双足底斜方肌反射区的近心端约一拇指宽的幅度，自甲状腺反射区至肩反射区之间的带状区域。支气管反射区是肺反射区向第三足趾的延伸所形成的带状区域。

手法：扣单示指法。离心地推按5～10次。

适应证：肺部炎症，急慢性支气管炎，肺气肿，支气管哮喘，上感，胸闷，气急等。

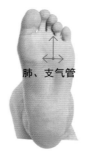
肺、支气管

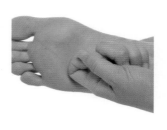

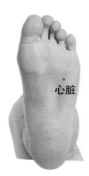
心脏

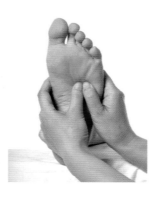

心脏

反射区位置：位于左足底第四、五跖骨体之间，距离第四、五跖骨头一拇指宽近心端所形成的区域。

手法：双手拇指按揉5～10次。

适应证：心律不齐，心绞痛，心衰，心梗恢复期，冠心病，心神经官能症，失眠，神经衰弱等。

肝脏

反射区位置：位于右足底第四、五跖骨体之间，距离第四、五跖骨头一拇指宽的幅度的近心端所形成的区域。

手法：双手拇指离心按揉或拇指推按5～10次。

适应证：肝炎和肝功能不正常，肝硬化合并腹水（早期），肝大，厌食症，消化不良，眼部疾病等。

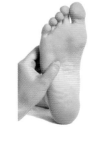
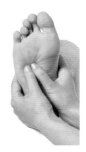
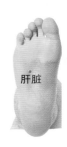

胆囊

反射区位置：位于右足底第三、四跖骨体之间，距离第三、四跖骨底部一拇指宽幅度的远心端所形成的区域。

手法：拇指按揉5～10次。

适应证：胆囊炎，胆石症，厌食症，消化不良，高脂血症，胃肠功能紊乱，黄疸病等。

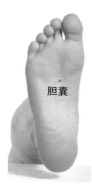
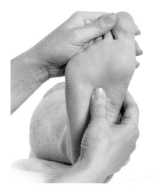

胃

反射区位置：位于双足底第一跖趾关节近心端约一拇指宽的幅度，在甲状腺反射区的近心端所形成的区域。

手法：拇指指腹按揉法。向心性按揉5～10次。

适应证：急、慢性胃炎，胃、十二指肠溃疡，胃痉挛，急性胃肠炎，恶心，呕吐，胃酸过多，厌食症，消化不良等。

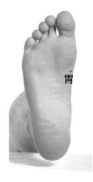
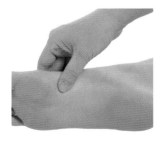

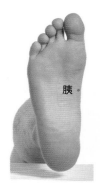
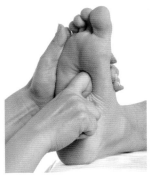

胰

反射区位置：位于双足底胃反射区与十二指肠反射区之间，在第一跗跖关节的远心端所形成的区域。

手法：单示指扣拳法按揉5～10次。

适应证：糖尿病，胰腺炎症，胰腺囊肿，消化不良，厌食症等。

十二指肠

反射区位置：位于胃反射区的近心端，在第一跗跖关节处所形成的区域。

手法：单示指扣拳法。向心性按揉5～10次。

适应证：十二指肠炎症，十二指肠溃疡，消化不良，厌食症，腹胀，糖尿病等。

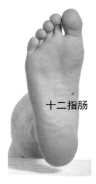
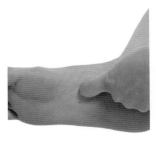

小肠

反射区位置：位于双足底第一～三楔骨，骰骨至跟骨前缘所形成的凹陷区域，为升结肠、横结肠、降结肠、直肠反射区等所包围。

手法：拇指、示指掐按5～10次。

适应证：急、慢性肠炎，胃肠功能紊乱，腹胀，腹痛，心血管疾病的治疗。

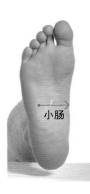
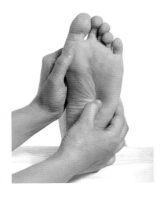

盲肠

反射区位置：位于右足跟骨结节的前方，足底的外侧，第四，五足趾之间的垂直线所形成的区域。

手法：单示指扣拳法。定点按揉5～10次。

适应证：腹胀，腹痛，便秘，消化不良，阑尾炎及其切除术所致腹痛。

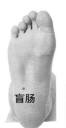
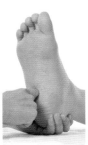
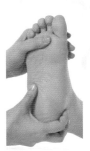

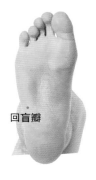
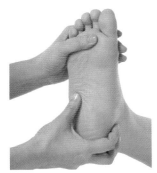

升结肠

反射区位置：位于右足回盲瓣反射区的远心端至第五跖骨底部所形成的带状区域，或者位于小肠反射区的外侧带状区域。

手法：拇指离心性推按5～10次。

适应证：便秘，腹痛，腹胀。

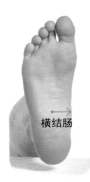
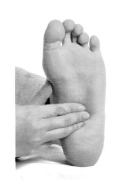

回盲瓣

反射区位置：位于右足底跟骨前方靠外侧，在盲肠反射区的远心端所形成的区域。

手法：拇指定点按揉5～10次。

适应证：腹胀，消化不良，胃肠功能紊乱，促进回盲瓣的控制食糜的功能。

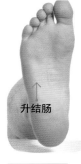
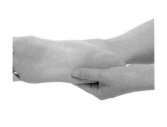

横结肠

反射区位置：位于双足底第一～五跖骨底部与第一～三楔骨，骰骨交界处所形成的带状区域。

手法：三指推按法。右足按摩方向：从外向内推按5～10次。左足按摩方向：从内向外刮按5～10次。

适应证：便秘，腹胀，腹痛。

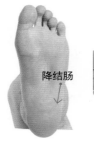
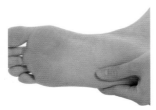

降结肠

反射区位置：位于左足底第五跖骨底部，经骰骨外侧至跟骨前缘所形成的带状区域。

手法：拇指、示指掐按5～10次。

适应证：便秘，腹胀，腹泻。

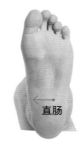
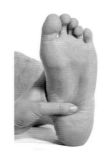

直肠

反射区位置：位于左足底跟骨前缘所形成的带状区域。其中含乙状结肠反射区。

手法：拇指从内向外推按5～10次。

适应证：直肠炎症，痔疮，便秘等。

肛门

反射区位置：位于左足底跟骨前缘直肠反射区的末端，在拇展肌的外侧缘所形成的区域。在右足相对称的位置，也是肛门的反射区。

手法：单示指扣拳法。定点按压5～10次。

适应证：直肠炎症，肛裂，痔疮，便秘，痔疮出血，肛周湿疹等。

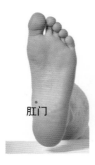
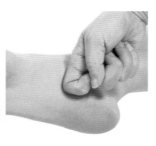

生殖腺（卵巢、睾丸）

反射区位置：位于双足底跟骨正中央部位所形成的区域。

手法：用拇指扣拳法。定点按压5～10次。

适应证：痛经，月经不调，经前紧张综合征，性功能减退，不孕症，更年期综合征，睾丸炎，附睾炎。

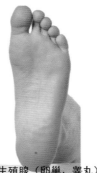
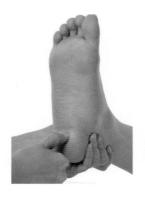

生殖腺（卵巢、睾丸）

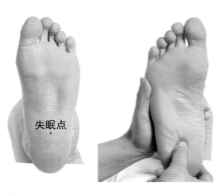

失眠点

失眠点

反射区位置：位于双足底跟骨前缘第二、三足趾之间的垂直线上，在生殖腺（卵巢、睾丸）反射区的远心端所形成的区域。

手法：拇指按揉5～10次。

适应证：失眠，神经衰弱，神经症，心脑血管病变。

手（上肢）

反射区位置：位于双足第五跖骨的外侧，肩与肘反射区之间所形成的带状区域。

手法：扣单拇指法，向心性刮按5～10次。

适应证：上肢麻木、无力，肩、肘关节软组织损伤。

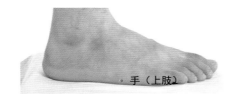

手（上肢）

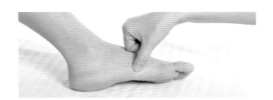

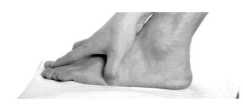

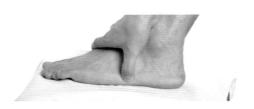

脚（下肢）

反射区位置：位于双足底升结肠、降结肠反射区的外侧带，肘与膝反射区之间形成的带状区域。

手法：扣单拇指法，向心刮按5～10次。

适应证：下肢麻木、酸痛、无力，下肢软组织损伤，坐骨神经痛等。

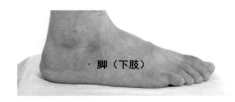
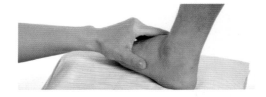

坐骨神经

反射区位置：双足足跟后缘及小腿胫骨和腓骨中段后缘处。

手法：单示指扣拳法，向心性刮按5～10次。

适应证：坐骨神经痛，慢性腰腿痛。

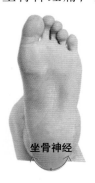
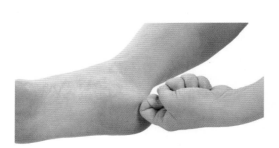

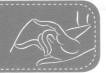

灸 法

灸法的含义

灸法就是用艾绒或其他药物放置在体表的穴位部位上烧灼、温熨，借灸火的温和热力以及药物的作用，通过经络的传导，起到温通气血，扶正祛邪，达到治疗疾病和预防保健目的的一种外治方法。

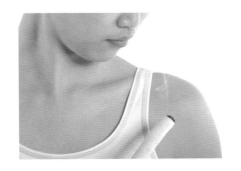
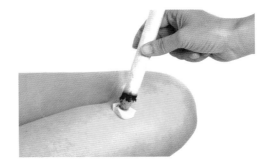

灸法的特点

灸法虽为古代疗法，但疗效独特，古有"灸治百病"之说，现代研究已证明，灸法可以调整脏腑机能、促进新陈代谢、增强免疫功能。因此现代灸法运用仍很广泛。针、灸两法各有特点，不能互相替代。例如：灸法的温热保健作用等是针刺法难以达到的效果；而放血及对深部组织病症的作用，又是灸法所不及。二者之间具有共同性、互补性和特异性。

灸法的作用

温通经络、行气活血、培补元气、预防疾病。

对脾胃功能有明显的增强作用。

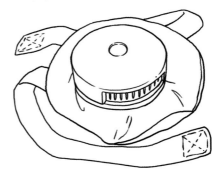

常用灸法

艾炷灸

将纯净的艾绒，放在平板上，用手搓捏成圆锥形的艾炷。常用的艾炷或如麦粒、或如苍耳子、或如莲子。灸时每燃完一个艾炷，叫作一壮。艾炷灸又分直接灸与间接灸两类。

（1）直接灸即是将艾条放在腧穴上施灸。根据灸时有无烧伤化脓，又分为瘢痕灸和无瘢痕灸。

无瘢痕灸：先在施术部位涂以少量凡士林或温水以增加黏附作用，再放上艾炷点燃，当病人感到痛时，更换艾炷再灸。一般灸3～5次，以局部皮肤充血红晕为度。本法灸后不化脓，不留瘢痕，病人易于接受，应用广泛。

瘢痕灸：先在施术部位涂敷蒜汁，以增加黏附和刺激作用，然后放置艾炷施灸。每个艾炷需燃尽自熄后除去灰烬，方可另换艾炷施灸，一般灸5～10次。在灸治过程中，为了减轻疼痛，可用手在施灸部位的周围轻轻拍打以缓解疼痛。灸后一周左右施灸部位化脓，5～6周灸疮自行痊愈、结痂脱落，留下瘢痕。《针灸问对》中说："若要安，膏肓、三里不要干"，即指这种瘢痕灸。

（2）间接灸是艾炷不直接放在皮肤上，而用不同的药物隔开，由于所用药物不同，名称也不相同，如以生姜片间隔者称隔姜灸，以食盐间隔者称隔盐灸。常用的间接灸有以下几种。

隔姜灸：是用鲜姜切成直径大约2～3厘米、厚约0.3厘米的薄片，中间以针刺数孔，然后将姜片置于应灸的腧穴部位或患处，再将艾炷放在姜片上点燃施灸，当艾炷燃尽，再易炷施灸。灸完所规定的次数，以使皮肤红润而不起泡为度。

隔蒜灸：用鲜大蒜头，切成厚约0.2～0.3厘米的薄片，中间以针刺数孔，置于应灸腧穴或患处，然后将艾炷放在蒜片上，点燃施灸。待艾炷燃尽，易炷再灸，直至灸完规定的次数。

隔盐灸：用纯净的食盐填敷于脐部，或于盐上再置一薄姜片，上置大艾炷施灸。

隔附子饼灸：将附子研成粉末，用酒调和做成直径约3厘米、厚约0.8厘米的附子饼，中间以针刺数孔，放在应灸腧穴或患处，上面再放艾炷施灸，直到灸完所规定次数为止。

艾条灸

艾条灸又称艾卷灸或悬灸，将艾绒卷成条状施灸。艾条是用艾绒24克平铺在26厘米长、20厘米宽的桑皮纸上，将其卷成圆柱形，越紧越好，封口而成。如在艾绒中掺入其他药物则称为药条。使用时将艾条的一端点燃，置于离皮肤1～2寸之上而灸之。由于艾条悬于穴位之上，并不接触皮肤，故称悬灸。此种方法操作简便，不易烧灼皮肤，可以自己施灸，故被广泛使用。

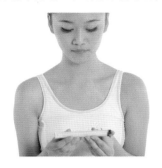 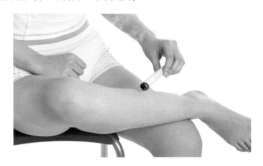

针刺与艾灸结合使用，使热力通过针身传入体内。适用于既需要留针又须施灸的疾病。操作方法是针刺得气后，将毫针固定在适当的深度，用艾绒捏在针柄上点燃，直到燃完为止。也可在针柄上穿置一段艾条（长约1～2厘米）施灸。

艾灸的注意事项与禁忌

首先要根据体质情况及所需的养生要求选好穴位，将点燃的艾条或艾炷对准穴位，使局部感到有温和的热力，以感觉温热舒适，并能耐受为度。施灸后，局部皮肤出现微红灼热的属正常现象，无需处理，很快即可自行消失。若出现水泡，小者可自行吸收，大者可用消毒毫针刺破放出水液，再涂以獾油或甲紫，并以消毒纱布包敷。瘢痕灸后，可在局部盖以消毒敷料，以防止摩擦，预防感染，保护痂皮。若并发感染，灸疮有黄绿色脓液或有渗血现象，可用消炎药膏或玉红膏涂敷。

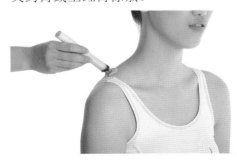 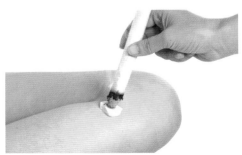

艾灸顺序

施灸时一般是先灸上部，后灸下部、腹部；先灸头身，后灸四肢。如不讲灸法次序，先灸下部、后灸头部，患者常出现面热、咽干、烦躁等症。施灸时要注意安全，防止燃烧的艾绒燃火或脱落，烧损皮肤或衣物。

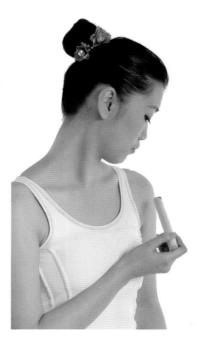

艾灸时间

可3～5分钟，最长10～15分钟为宜。通常，健身灸时间可略短，病后康复施灸的时间可略长；春、夏两季，施灸时间宜短，秋冬宜长；四肢、胸部施灸时间宜短，腹、背部位宜长，老人、妇女、儿童施灸时间宜短，青壮年则时间可略长。

艾灸禁忌

对颜面、五官和有大血管的部位，不宜采用瘢痕灸；对孕妇的腹部和腰骶部也不宜施灸。

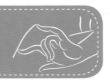

刮 痧

刮痧法是以中医脏腑经络学说为理论指导，众采针灸、按摩、点穴、拔罐等中医非药物疗法之所长，所用工具是水牛角为材料制作的刮痧板，对人体具有活血化瘀、调整阴阳、舒筋通络、排除毒素等作用，既可保健又可治疗疾病的一种自然疗法。刮痧具有适应证广、疗效明显、操作方便、经济安全等优点，深受广大患者的欢迎。

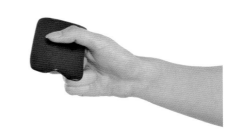

工具：古钱币是刮痧疗法使用的最常用的工具。目前常用的专业工具是牛角制的刮痧板，也有用砭石制的刮痧板。

刮痧手法

最常用的手法：手拿刮板，治疗时刮板厚的一面对手掌，保健时刮板薄的一面对手掌。刮拭方向从颈到背、腹、上肢再到下肢，从上向下刮拭，胸部从内向外刮拭。刮板与刮拭方向一般保持在45°～90°进行刮痧。刮痧板一定要消毒。刮痧时间一般每个部位刮3～5分钟，时间最长不超20分钟。对于一些不出痧或出痧少的患者，不可强求出痧，以患者感到舒服为原则。刮痧次数一般是第一次刮完后3～5天，痧退后再进行第二次刮治。出痧后1～2天，皮肤可能轻度疼痛、发痒，这些反应属正常现象。

保健方法与步骤

每日刮拭全头1～2次

因头皮部分有毛发覆盖，为达到刺激效果，宜用刮板凸起面边缘大力刮拭。

侧头部：奇穴——双侧太阳。胃经头维至耳前鬓角处为起始边，从前向后下方刮至后颈际处。

头顶部：督脉——百会，向四周放射状刮拭。

前后头部：以百会穴为界，将头顶部分为前后两部分。先由顶至额发际处，从左至右依次刮拭，再由顶至后颈发际处，从左至右依次刮拭。胆经——双侧风池。

头部全息穴位：以厉刮法刮拭头部各全息穴区。

加强手法：用刮板角重点加强太阳、头维、百会、风池。

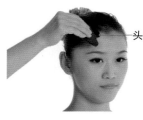

作用与机理：中医认为，"头为诸阳之会""脑为元神之府"，人体的所有阳经都上达于头部。因此每日刮拭全头，可以畅达全身的阳经，疏通全身的阳气。阳气通达，则人体精力旺盛，能迅速消除疲劳，并能增强人体的抗病能力，减少感冒。刮拭全头，不仅直接刺激头部神经末梢，松解局部肌肉紧张，改善头部的微循环，还可以调整、增强各中枢神经系统的功能，预防和治疗脑动脉硬化、脑卒中、中枢性感觉运动障碍、神经衰弱、各种头痛、眩晕症、精力减退等病症，还可增强记忆力，延缓衰老。

定期刮拭颈、肩、背、腰部有关经穴

一般1～2周用刮痧治疗法刮拭1次。

颈肩部：胆经——双侧风池至肩井。

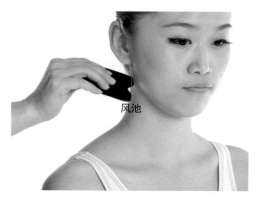

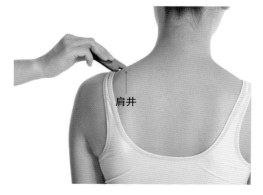

背腰部：督脉——大椎至长强。膀胱经——双侧大杼至白环俞。夹脊——与督脉大椎至腰阳关相平行的双侧夹脊。

作用与机理：督脉有总督一身阳经的作用，在靠近督脉内侧的膀胱经上有五脏六腑的俞穴，这些俞穴是经络、脏腑在膀胱经上的反应点，刺激这些俞穴对经络、脏腑有良好的调控作用，还可使经络及五脏六腑的秽浊之气泄排于外。经常刮拭这些部位，及时清理经络及五脏六腑的代谢产物，就可调整经络、脏腑的功能，排除隐患，保持体内环境恒定。而脊椎是人体骨骼系统的重要组成部分，支配内脏与四肢的神经

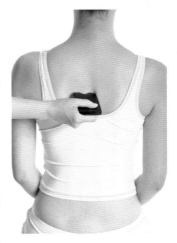

均从脊椎发出，脊椎部位的病变可以引发多系统、多部位发生病理改变，经常刮拭夹脊穴及督脉可以有效地调理脊神经，对全身各系统的病变有良好的治疗和预防作用。

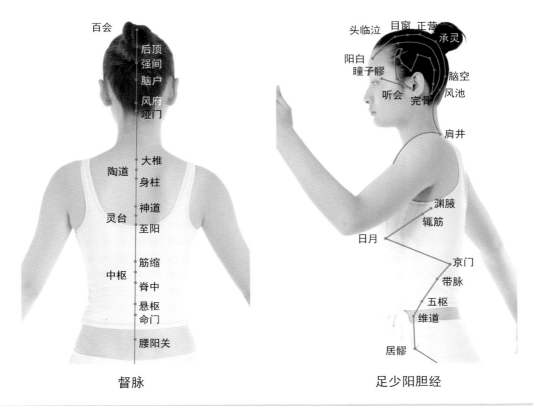

督脉   足少阳胆经

每日刮拭胸、腹部1～2次

胸部：任脉——天突至膻中。两侧以任脉为界分别向左右两侧沿肋骨走向刮拭。

腹部：由上至下，自左向右依次刮拭。

作用与机理：胸腔为心肺所在，腹腔为肝、胆、脾、胃、大肠、小肠、肾、膀胱及内生殖器官所在。刮拭胸、腹部，即刮拭这些脏腑在体表的投影区。根据全息理论，刮拭体表的投影区即可治疗脏腑的病变。根据中医经络学说，胸、腹部有任脉、肾经、胃经、脾经、肝经、胆经的经脉循行，任脉有统领一身阴经的作用，其他经脉各与相应脏腑相关联。刮拭这些部位，可疏通上述经脉，加强新陈代谢，促进五脏六腑的功能活动，对五脏六腑的疾病有预防和治疗作用。

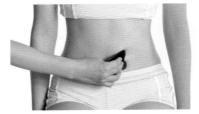

每日刮拭十二经脉肘、膝关节以下的循行部位1～2次

十二经脉应自肘、膝部刮至指（趾）尖部。

上肢外侧：手三阳经——手阳明大肠经曲池至商阳、手少阳三焦经天井至关冲、手太阳小肠经小海至少泽。

上肢内侧：手三阴经——手太阴肺经尺泽至少商、手厥阴心包经曲泽至中冲、手少阴心经少海至少冲。

下肢外侧、后侧：足三阳经——足阳明胃经犊鼻至厉兑、足少阳胆经阳陵泉至足窍阴、足太阳膀胱经委中至至阴。

下肢内侧：足三阴经——足太阴脾经阴陵泉至隐白、足厥阴肝经膝关至大敦、足少阴肾经阴谷至涌泉。

作用与机理：十二经脉有重要作用的腧穴、原穴、络穴、郄穴均在上肢肘部以下、下肢膝部以下的经脉上。经常刮拭这些经脉腧穴可疏通经络、畅达气血，不仅对四肢关节病变有良好的治疗和预防作用，还对五脏六腑有直接的调控作用，对脏腑的各种急慢性病症起治疗和预防作用。

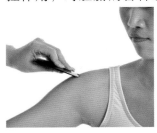
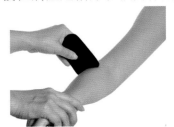
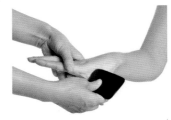

每日刮拭6个强壮穴1～2次

　　头部：督脉——百会、人中。

　　上肢：大肠经——双侧合谷，心包经——双侧内关。

　　下肢：胃经——双侧足三里，肾经——双侧涌泉。

　　作用与机理：百会穴为三阳五会之所，即足太阳经、手足少阳经、督脉、足厥阴经聚会于此。人中穴有醒神开窍作用。合谷穴不但治疗大肠经病证，对头面部疾病均有治疗作用。内关穴有行气活血、清心安神作用，可强壮心脏功能。足三里穴为长寿穴，有健脾和胃、扶正培元作用。涌泉穴可滋阴降火、宁神苏厥，有补肾的作用。刮拭此6穴分别强壮相连接的脏腑，可扶正祛邪。

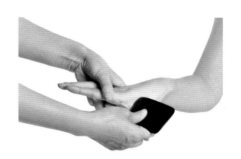

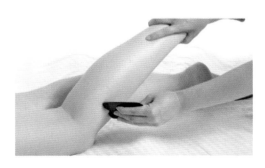
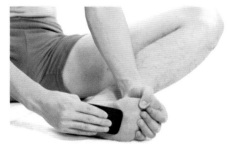

刮拭耳、手、足部位，每日1～2次

　　耳：用刮板角部先刮耳窝，再刮耳轮及耳背。

　　手：刮双手手背及手掌心，从腕部刮至手指尖。用刮板边缘依次按揉或全面刮拭第二掌骨桡侧缘。

　　足：刮双足足背及足掌心，从踝部刮至足趾尖。

　　作用与机理：根据生物全息理论刮拭耳、手、足部位，不仅对病变脏腑有治疗作用，对全身各脏腑器官亦有整体调控作用。

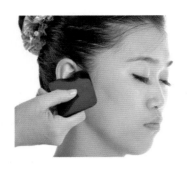
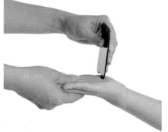
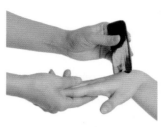

刮痧禁忌

1.有严重心脑血管疾病、肝肾功能不全、全身水肿者不能刮痧。因为刮痧会使人皮下充血，促进血液循环，这会增加心肺、肝肾的负担，加重患者病情，甚至危及生命。

2.妇女妊娠、经期的腹部、腰骶部禁用刮痧，否则会引起流产。

3.凡体表有疖肿、破溃、疮痈、斑疹和不明原因包块处禁止刮痧，否则会导致创口的感染和扩散。

4.急性扭伤、创伤的疼痛部位或骨折部位禁止刮痧，因为刮痧会加重伤口处的出血。

5.接触性皮肤病传染者忌用刮痧，因为这会将疾病传染给他人。

6.有出血倾向者，如糖尿病晚期、严重贫血、白血病、再生障碍性贫血和血小板减少患者不要刮痧，因为这类患者在刮痧时所产生的皮下出血不易被吸收。

7.过度饥饱、过度疲劳、醉酒者不可接受重力、大面积刮痧，否则会引起虚脱。

8.眼睛、口唇、舌体、耳孔、鼻孔、乳头、肚脐等部位禁止刮痧，因为刮痧会使这些黏膜部位充血，而且不能康复。

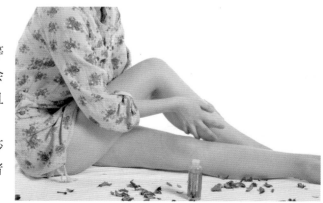

9.精神病患者禁用刮痧法，因为刮痧会刺激这类患者发病。

家庭刮痧小常识

1.任何病症先刮大椎，再刮其余不适的部位。

2.根据病人的虚实、寒热、表里、阴阳之情况采取补泻手法。

3.要了解病情，辨证施治，审病求因，确定刮拭的部位。

4.下肢静脉曲张，宜由下而上补刮或平补平泻。

5.尽量避风，防止空调、电风扇、对流风吹刮痧部位。

6.头部、面部不必抹油，保健刮可穿着衣服刮拭，治病出痧，必须使用专用的刮痧油。

7.刮痧时，有一定量的毛细血管出血，渗到临近组织，然后再进行吸收，这是增加抵抗力、调节免疫功能的方法。

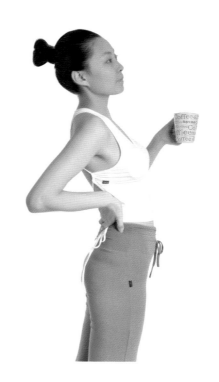

8.怕疼的人采用无痛刮痧法进行刮痧，或先泡热水澡或热敷再刮痧，以减少疼痛。

9.刮痧后，会使汗孔扩张，半小时内不要冲冷水澡，可洗热水澡，边洗边刮无妨。

10.刮痧后喝一杯热（温）开水，以补充体内消耗的津液，促进新陈代谢，加速代谢产物的排出。

11.根除顽疾，除刮痧、排毒外，还要针对性地调理。

12.刮痧不必强出痧。

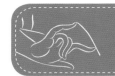

拔　罐

拔罐是传统中医常用的一种治疗疾病的方法，这种疗法可以逐寒祛湿、疏通经络、祛除瘀滞、行气活血、消肿止痛、拔毒泻热，具有调整人体阴阳平衡，解除疲劳、增强体质的功能，从而达到扶正祛邪，治愈疾病的目的。所以，许多疾病都可以采用拔罐进行治疗。

拔罐疗法采用的工具

罐：有许多种，有玻璃罐、陶瓷罐、竹罐、橡胶罐等，甚至家中的罐头瓶也可以用于拔罐。临床中用得较多的是玻璃罐、陶瓷罐、竹罐，而橡胶罐在家庭中用的较多，因为它使用方便，用手一捏，即可嘬住，不管你是否懂医，非常容易掌握，只要明白哪里痛就拔哪里即可。但它没有用火，少了一个重要的环节，效果就要差一些，所以医院一般不用这种。玻璃罐光滑透明，可以透过玻璃观察罐内皮肤充血、瘀血、起泡及放血时的出血情况等，所以临床中用的最多。

探子：拔罐疗法使用中的另一个工具就是探子，或叫火把。可用一截较粗的铅丝，一头弯成圆圈状，易于用手握住，另一头缠上棉花及纱布，用来蘸酒精点火。

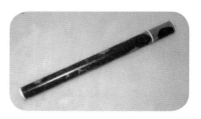

拔罐的方法

拔罐

是最简单最基本的方法。一般用一只手持罐，另一只手拿已点着火的探子，将着火的探子在罐中晃上几晃后，撤出，将罐迅速放在要治疗的部位，然后用手轻轻拔一拔罐子，看是否嘬上了。拔罐时应注意不要将探子上的酒精抹在罐子口上，也不要将探子上的酒精滴落在病人的皮肤上，否则会烫伤病人。

闪罐

就是将已拔上的罐子，迅速取下，然后再拔、再取下，反复多次。闪罐法多用于虚寒证，或肌肉萎缩或需重点刺激的穴位。闪罐时应注意罐子在反复闪拔中，罐子本身的温度也在迅速升高，故应备有多个罐子，交替使用，防止烫伤皮肤。

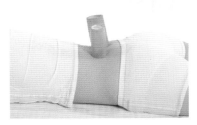

走罐

是指在罐子拔上以后，用一只手，或两只手抓住罐子，微微上提，推拉罐体在患者的皮肤上移动。可以向一个方向移动，也可以来回移动。所以说，走罐不是作用于一个穴位，而是作用了数个穴位，一部分或一段经络。如后背的膀胱经，就是经常走罐的部位。走罐时应注意走罐前要在欲走罐的部位或罐子口涂抹一些润滑剂，如甘油、液状石蜡、刮痧油等，以防止走罐时拉伤皮肤。走罐，常用于后背酸痛、发凉，头晕，感冒等。

放血拔罐

是指在选定的穴位上或脓肿处，用三棱针扎上几针，再在上面拔罐。体内的瘀血、脓血会沿着针眼流出。放血拔罐时应注意起罐后应做好消毒工作。本法一般用于发热、热毒引起的疾病。

拔罐疗法的禁忌证

心脏病、血液病、皮肤病及皮肤损伤者，精神病或神经质的人，肺结核及各种传染病、各种骨折的患者，极度衰弱、过度疲劳的人，孕妇、月经期妇女，过饱、过饥、过渴、醉酒等人，均应慎用或禁用拔罐疗法。

拔罐的注意事项

1. 保暖。拔罐时均要在脱衣服后，才能治疗，所以治疗时应避免有风直吹，防止受凉，保持室内的温度。

2. 避免烫伤。不要将燃烧的酒精滴落在病人的身上，过热的罐子勤更换。

3. 不宜拔的部位：心前区、皮肤细嫩处、皮肤破损处、皮肤瘢痕处、乳头、骨突出处均不宜拔罐。

4. 同一部位不能天天拔。在拔罐的旧瘢痕未消退前，不可再拔罐。

5. 在给患者拔罐时，应密切观察病人的情况，如有晕罐等情况，应及时处理。

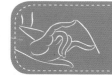

药浴疗法

药浴疗法的含义：属中医常用的外治法之一，是中国医药学的重要组成部分。它是在中医理论的指导下，选配适当的中草药，利用经煮沸后产生的蒸汽熏蒸，或药物煎汤取液进行全身或局部洗浴（如坐浴、足浴、手臂浴、面浴、目浴）以达到防治疾病的目的。

药浴液

根据各种具体病症，在中医辨证或辨病的基础上选取适当的药物，组成药浴方剂。

药浴液的制备方法：将药物加适量水，煎煮为液；将药物放入溶液中浸泡数日制成浴液；将药物研细过筛、制成散剂或丸剂保存，用时加热水溶解而成浴液，将药液进行有效成分提取，加入皮肤吸收促进剂，调成药浴液。其用法可分为全身沐浴和局部洗浴两大类型。

全身沐浴

本法是借浴水的温热之力及药物本身的功效，使周身腠理疏通，毛窍开放，起到发汗退热、祛风除湿、温经散寒、疏通经络、调和气血、消肿止痛、祛瘀生新等作用。

使用方法：将中药浴液倒入清洁消毒后的浴盆或浴缸里，加入热水，然后把水调到适当的温度，即可洗浴。

注意事项

（1）药浴液加水后，温度要适中，不能过热，以免烫伤。

（2）沐浴时要注意保暖，避免受寒、吹风，沐浴完毕马上拭干皮肤。冬秋之季，尤注意浴处宜暖而避风。《老老恒言》谓："浴后当风，腠理开，风易感，感而即发，仅在皮毛则为寒热，积久入里患甚大，故风来宜避，浴后尤宜避。"

（3）饭前饭后30分钟内不宜沐浴。空腹沐浴，容易发生低血糖，而虚脱昏倒。饭后饱腹沐浴，全身体表血管被热水刺激而扩张，胃肠等内脏血液都会被动员而分散到身体表层，胃肠道的血量供应减少，同时会降低胃酸分泌，并使消化器官功能减弱，而影响食物消化吸收。

（4）高热大汗、高血压病、主动脉瘤、冠心病、心功能不全及有出血倾向等人不宜使用。

（5）对于年老和患心、肺、脑等疾病的患者，不宜单独沐浴，应有家属助浴，沐浴时间不宜过长。

局部洗浴

本法是借助热力和药物的综合作用，直透局部皮肤腠理，而发挥清热解毒、消肿除湿、祛风杀虫、止痒、活血行气、软化角质、祛腐生肌等功效，从而达到治疗目的。

头面浴

主要是将中药浴液倒入清洁消毒后的脸盆中，待浴液温度适宜，进行洗头、洗面。该浴法在面部皮肤美容及护发美发方面具有显著的疗效，同时对头面部疾病也有治疗作用。洗头洗面时要注意避风寒，同时注意防止浴后受风，对于面部急性炎症性渗出明显的皮肤病应该慎用。

目浴

将煎剂滤清后淋洗患眼，洗眼时，可用消毒纱布或棉球渍水，不断淋洗眼部；亦可用消毒眼杯盛药液半杯，先俯首，使眼杯与眼窝缘紧紧靠贴，然后仰首，并频频瞬目，进行眼浴，每日2～3次，每次20分钟。临床往往多是先熏后洗，这种方法除药物直接作用于眼部，达到疏通经络、退红消肿、收泪止痒等效果外，由于药液的温热作用，使眼部气血流畅。该法使用时要注意药液温度不宜过高，以免烫伤，洗剂必须过滤，以免药渣进入眼内，同时，一切器皿、纱布、棉球及手指必须消毒，用洗法时更须慎重；眼部有新鲜出血或患有恶疮者，忌用本法。

手足浴

该疗法是临床经常使用的治病护肤的方法。手部洗浴除治疗皮肤病、软组织损伤等外，还具有护肤保健作用。手的美感是洁净、细嫩和滋润，适度的洗浴手部，不仅清

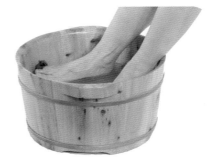

洁皮肤，而且有防止皮肤老化作用。洗浴足部要用温水，而不能使用冷水，洗完或泡好后要擦干，不要受凉。四肢洗浴要根据患病部位的不同，来决定药液量的多少，洗浴的方法可分别使用浸泡、淋洗或半身沐浴。若治疗癣类皮肤病，可将药物浸泡在醋液中，或煎汤后加醋，制成药溶液进行洗浴。治疗体股癣时，浸洗液浓度不能过高。

坐浴

用药物煮汤置盆中，让病人坐浴，使药液直接浸入肛门或阴部，以治疗疾病。它可使药液较长时间的直接作用于病变部位，并借助热力，促使皮肤黏膜吸收，从而发挥清热除湿、杀虫止痒、活血化瘀、收涩固脱等效果。药汤温度要适宜，坐浴时不可太热，以免烫伤皮肤或黏膜，也不可太冷，以免产生不良刺激，一般以40℃～50℃为宜。对肛周脓肿已化脓者，则应先经手术切开引流后，再用坐浴疗法。

总而言之，应用药浴时，除要辩证用药外，对皮肤有刺激性或腐蚀性的药物不宜使用。在沐浴过程中如发现有药物过敏者，应立即停止沐浴。凡儿童、老人、病情较重的患者，沐浴时要有人护理，避免烫伤、着凉等。各种沐浴方法都应注意浴时避风寒，以防感受风寒之邪而产生新的疾病。

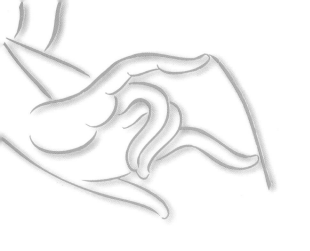

【第三章】

常见亚健康小病痛

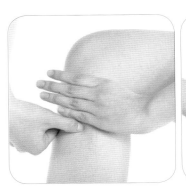

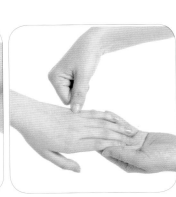

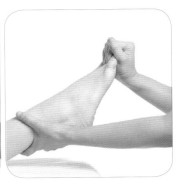

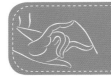

身体虚弱

　　中医认为，此症状多因禀赋薄弱，或烦劳过度，或饮食不节，损伤脾胃，或大病久病，失于调理所致。以上各种病因，或是因虚致病，因病成劳，或是以病致虚，久虚不复成劳，其病理性质，主要为气、血、阴、阳的亏耗。其病损部位，主要在于五脏，但以脾、肾为主要环节。肾为先之本，脾为后之本，故应十分重视调理脾肾。

穴位

足三里

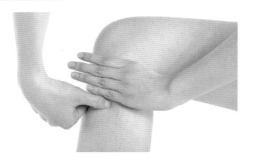
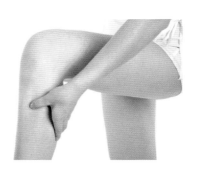

　　取穴：由外膝眼向下量四横指，在腓骨与胫骨之间，由胫骨旁开一横指。

　　手法：每日用拇指或中指按压足三里穴，每次按压5～10分钟，每分钟按压15～20次，注意每次按压要使足三里穴有针刺一样的酸胀、发热的感觉。

　　功效：理脾胃、调气血、主消化、补虚弱。

　　治疗：腹胀，腹痛，食欲缺乏，泄泻，便秘，四肢无力。

　　属：足阳明胃经之合穴，是五输穴之一，其性属土经土穴。

　　同经其他重点穴：厉兑，内庭。

中渚

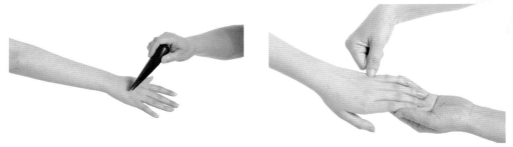

取穴：让患者俯掌，掌心向下，该穴位于人体的手背部位，小指与环指指根间下2厘米手背凹陷处，用力按压，会有力量脱落的感觉。

手法：用拇指指尖用力点在穴位上，另一只手放在手内侧对应位置上，相对用力穴位局部明显有酸胀感，1分钟左右两手交替点按5次。

功效：清热通络，开窍益聪。

治疗：神经性耳聋、聋哑症，头痛头晕等头面部病症，肩背部筋膜炎等劳损性疾病，肋间神经痛、肘腕关节炎等运动系统病症。

属：手少阳三焦经。本经之输穴，属木。

同经其他重点穴：关冲、外关。

足穴

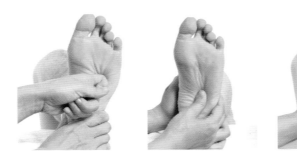

取穴：足部全部区域。

手法：①用单示指叩拳法点压肾、输尿管、膀胱、垂体、头部、肺、肝、心、胃、脾反射区各半分钟。②用双指钳法按压甲状旁腺、腹腔神经丛反射区各半分钟。③由脚跟处向足上端做两拇指揉捏。

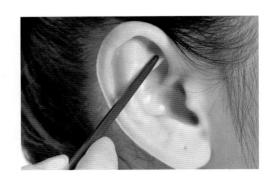

神门

取穴：三角窝内，对耳轮上下脚分叉处稍上方。

手法：用火柴头或细棒在耳部相应穴位上按压，找到敏感点。每日自行按压3～5次，睡前一次。每次按压1～2分钟。

小动作

按揉头部：先从前额正中开始，用拇指向两侧推擦到颞部，做3～6遍。然后用指尖点按印堂（在两眉之间中点处）、太阳（在外眼角与眉梢连线中点处向后一横指）。每个穴位做3～5次，每次按压30秒，然后松开。这种手法能起到镇静作用。最后将手指并拢，轻轻地按揉两侧颞部，并缓慢地移动，以扩大按揉的范围。动作要慢，时间可稍长，做5～10分钟。用手指搓动头部各处，使头部的众多穴位得到充分刺激，达到放松精神的目的。

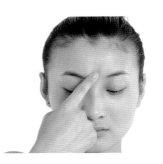

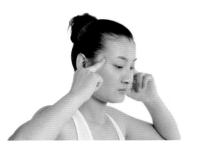

捏拿上肢：先用手掌按压双肩，然后下移到手臂肌群，捏拿肩臂部各处的肌肉筋膜。放松之后，点按手臂上的曲池（屈肘时，肘横纹的尽头处）、手三里（曲池向下四横指）、内关（手掌腕横纹中点向上2寸）、合谷（第一、二掌骨之间，平第二掌骨中点处）等穴位，每穴20～30秒。

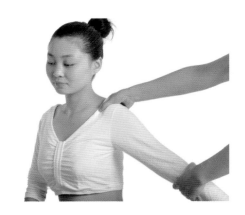

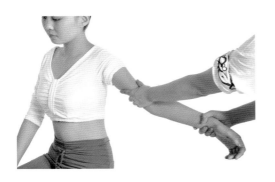

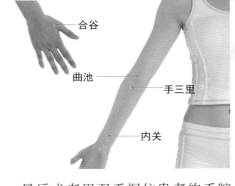

合谷

曲池

手三里

内关

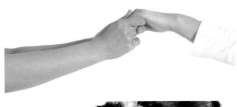

最后术者用双手握住患者的手腕部，轻轻向下牵拉1～2次，再将患者手臂平举和向上举，做向外侧和向上的牵拉各1～2次。牵拉过程中辅以震颤，效果更佳。

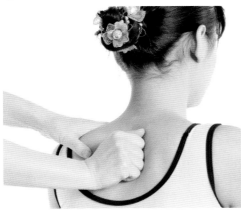

滚揉后背：患者俯卧，术者用手掌的背侧掌指关节处滚揉后背各处，做1～3分钟，要求力量达到深层。

推揉牵抖下肢：患者俯卧，术者用双手在患者下肢后侧从上向下进行提拿和推揉，以放松下肢肌群。然后术者用手分别抓住患者的两侧踝关节，向下牵拉20次，并上下轻轻抖动。

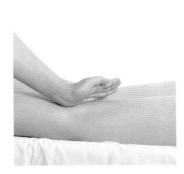

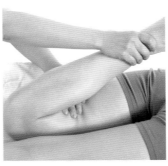

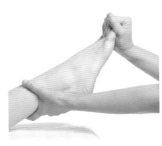

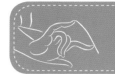

紧张不安

　　情志活动剧烈、过度，超越人体能够承受的限度，并持久不得平静，那就必然影响脏腑气血功能，导致全身气血紊乱。"恐"，是惧怕的意思，因精神极度紧张而造成的胆怯。"恐则气下"，恐惧过度，可使肾气不固，气泄于下，临床可见二便失禁；或恐惧不解则伤精，发生骨酸痿厥，遗精等症。无故恐惧害怕的人，大都肾气虚，气血不足，故治恐当补肾。人的情志活动若要保持相对的平静，平时就要重视思想修养，客观对待周围事情的变化，使自己的精神面貌经常处在乐观、愉快、安静、平和之中，有益养生。

穴位

印堂

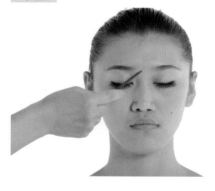 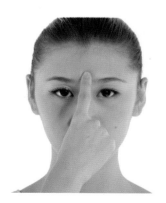

取穴：前额部，当两眉头间连线与前正中线之交点处。

手法：示指指腹顺时针轻轻按揉约2分钟。

功效：镇静安神，清脑明目，通鼻开窍。

治疗：失眠、头痛、鼻炎，高血压。

属：经外奇穴。

外关

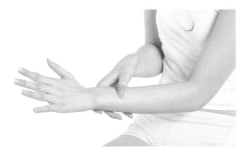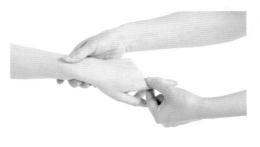

取穴：在手背腕横纹上三横指，尺桡骨之间，阳池穴与肘尖的连线上。

手法：拇指点在穴上，示指点在对侧相应位置（前臂内侧中间的内关穴），两指同时用力，两穴内外相应，协同起效。

功效：清热解表，通经活络。

治疗：热病、耳鸣耳聋、腹痛便秘、落枕。

属：手少阳三焦经络穴，八脉交会穴之一，交阳维脉。

同经其他重点穴：中渚、关冲。

耳穴

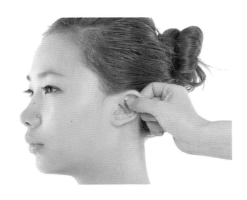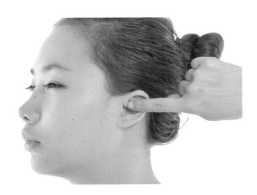

取穴：心、肾、神门、脑干、交感反射区。

手法：用手指在耳部相应穴位上按压，找到敏感点。每日自行按压3～5次，睡前一次。每次逐穴按压共5～10分钟。

功效：心、神门、交感反射区养心安神除烦定志；肾、脑干反射区滋阴清火，补肾健脑。

足穴

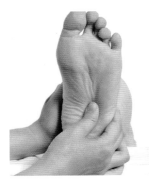
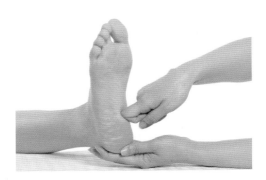

取穴：肾、输尿管、膀胱、垂体、头部、肝、心、胃反射区。

手法：① 用单示指叩拳法一次点压肾、输尿管、膀胱、垂体、头部、肝、心、胃反射区各半分钟。② 用双指钳法按压甲状旁腺、腹腔神经丛反射区各半分钟。

小动作

叩膝运动：身体站直，两脚交替踏步，抬高两膝。同时两手前伸，掌心朝下，右膝升高时用右手碰触膝盖上部，左膝升高时用左手碰触膝盖上部。动作快慢与平时快速行走的速度相仿即可。借助叩膝，能刺激手掌与膝部，促进下身血液循环。反复做50下，就会感到身体清爽，紧张、焦躁感全消。对患有其他精神方面的疾病且症状较轻者，常做此项运动亦能减少发作。

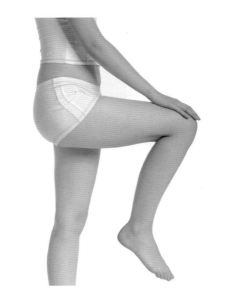

精油疗法

成分：薰衣草、欧芹、马郁兰。

功效：舒缓情绪紧张，舒通经络，放松肌肉与关节。

使用：可用于太阳、风池、风府穴位或经络反射区按摩。

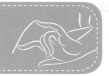

烦躁易怒

中医认为，胸中热而不安叫"烦"，手足扰动不宁叫"躁"。烦与躁常并称。多属肝阳上亢。多因肝肾阴虚，水不涵木，肝阳亢逆无所制，气火上扰。症见眩晕耳鸣、头目胀痛、面红目赤、急躁易怒、心悸健忘、失眠多梦、腰膝酸软、口苦咽干。治宜平肝潜阳，滋阴降火。平日要注意精神调摄，心情疏导。

穴位

太冲

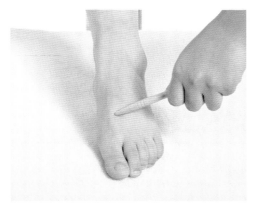
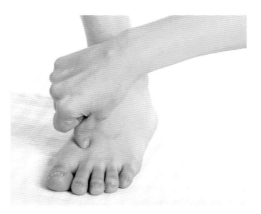

取穴：在足背侧，第一跖骨间隙的后方凹陷处。

手法：拇指指尖用力点穴半分钟，直至出现酸胀感，后改为揉法1分钟，力道稍轻但方向保持向下点压。

功效：平肝息风、清头目、理下焦。

治疗：肝脏病、癫痫病、眩晕、痛经。

属：足厥阴肝经输穴、原穴。

同经其他重点穴：行间、章门。

期门

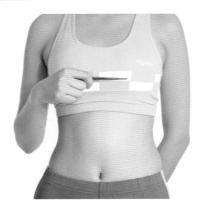 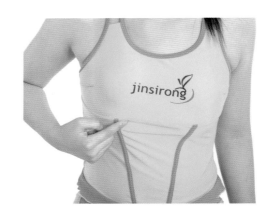

取穴：在胸部，当乳头直下，第六肋间隙，前正中线旁开4寸。

手法：示指每日早晚按揉1～2分钟。

功效：疏肝理气、清肝利胆。

治疗：肝胆病、胸部疼痛、荨麻疹。

属：足厥阴肝经。肝之募穴。足厥阴、阴维之会。

同经其他重点穴：行间、章门。

百会

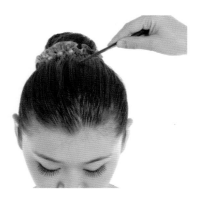 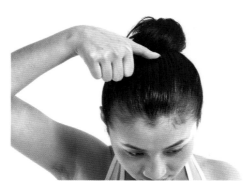

取穴：头顶正中心，可以通过两耳角直上连线中点。

手法：拇指揉按1～2分钟。

功效：升阳举陷、益气固脱、平肝潜阳。

治疗：头痛、眩晕、癫狂、中暑。

属：督脉、足太阳膀胱经之交会。

同经其他重点穴：大椎、腰阳关。

耳穴

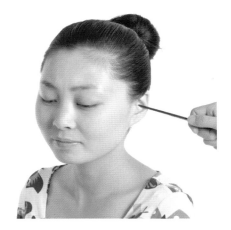 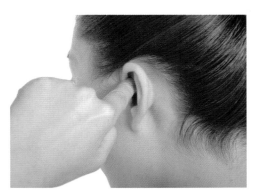

　　取穴：肝，耳甲艇的后下部；神门，三角窝后1/3的上部。

　　手法：用手指在耳部相应穴位上按压，找到敏感点。每日自行按压3～5次，睡前一次。每次逐穴按压共5～10分钟。

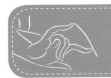

失眠易醒

中医中失眠的病机主要是阴血不足，阴虚不受阳纳，或因邪扰，阳盛不及入阴均可导致阳盛阴衰、阴阳失交、神不归舍。治疗上以安神定志、平顺阴阳和行气化瘀为原则。注意精神疗法，保持精神舒畅。

穴位

神门

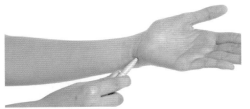

取穴：腕掌侧横纹上，豌豆骨的下缘。

手法：拇指立起，用指尖点按1分钟，与大陵穴交替点按3次。

功效：补益心气。

治疗：心烦、高血压、胸胁痛。

属：手少阴心经原穴。

同经其他重点穴：阴郄、少府。

大陵

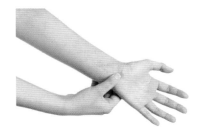

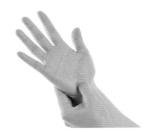

取穴：腕掌侧横纹中间。

手法：拇指立起，用指尖点按1分钟，与神门穴交替点按3次。

功效：宁心安神，和营通络，宽胸和胃。

治疗：心肌炎、胃炎、腕管炎。

属：手厥阴心包经之原穴，五输穴之腧穴。

同经其他重点穴：内关、劳宫。

涌泉

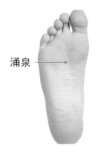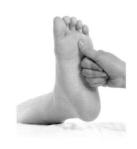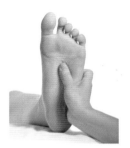

取穴：足掌心前1/3与2/3交界处，即足心与足底弓起时的凹陷处。

手法：临睡前泡脚后，用拇指指腹自足跟推向足尖，称推涌泉，推100～200次；或用拇指指端在穴位上按揉，称揉涌泉，揉30～50次。

功效：补精强肾、健体消疾。

治疗：神经衰弱、眩晕、肾脏病。

属：足少阴肾经井穴。

同经其他重点穴：太溪、照海。

失眠穴

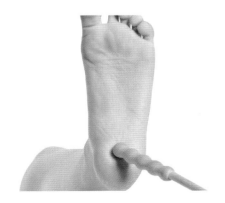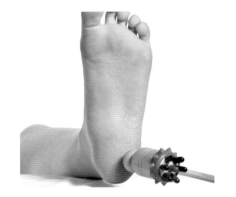

取穴：足底跟部，足底中线与内外踝尖连线相交处，即脚跟的中心处。

手法：临睡前拇指按压或用小木锤轻轻敲打。

功效：宁心安神。

治疗：失眠，神经衰弱，足底痛。

属：经外奇穴。

足浴疗法

足浴方：广藿香15克、肉桂5克、石菖蒲15克、红花10克、丹参15克、夜交藤30克、合欢皮25克、远志10克。

足浴方法：煎煮成150毫升的浓缩药液，于睡前将此倒在足浴桶内，先用少量热水浸过足趾，3～5分钟后加入热水4000～6000毫升浸至小腿，测试水温保持在40℃～50℃，以患者感觉舒适为宜。指导患者双足相互搓动，水温下降时添加热水，浸泡15～20分钟至全身微热、额头或背部微微出汗，擦干双足。

针灸疗法

主穴为"诸神交会"：百会或四神聪、神门、神庭、中脘、阴交或关元、气海、三阴交穴。

手法：采用补法（四神聪穴针尖透向百会穴，中脘、阴交或关元、气海穴同时加灸）。配穴以提插捻转手法为主。遵"虚则补之，实则泻之"的原则，留针40分钟或稍长（最好于下午或晚间治疗，可提高疗效），每日1次，10次为一疗程，疗程间休息3～5天，一般治疗1～3个疗程统计疗效。

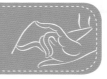

健　忘

你是否为了找钥匙把家里翻了个底朝天，结果发现它却在自己手里；你是否在走出家门时突然想起煤气没关；你是否到银行取钱时却发现密码记不起来了，如果经常这样你可能患上了健忘症。

中医角度认为，健忘以虚证居多，如思虑过度、阴血损耗、劳伤心脾、化生无源、心脑失养；或久病损伤精血、脑髓不充；或年迈气血亏虚、肾精亏虚、心脑失养均可导致健忘。实证则见于情志不遂、痰浊上蒙所致。

穴位

四神聪

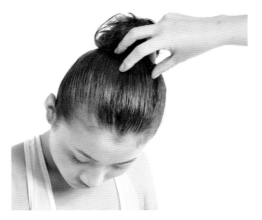
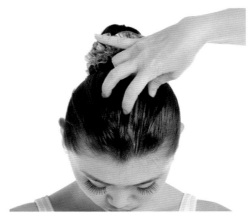

取穴：头顶，百会穴前后左右各1寸处，共四穴。

手法：用四指指端按压2分钟。

功效：镇静安神、醒脑开窍、养血安神。

治疗：头痛、眩晕、失眠。

神门

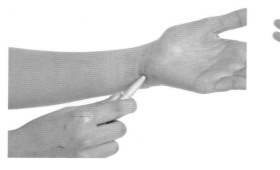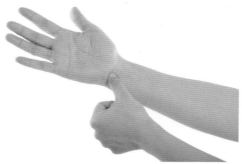

取穴：腕掌侧横纹上，豌豆骨的下缘。

手法：拇指立起，用指尖点按1分钟，与大陵穴交替点按3次。

功效：补益心气。

治疗：心烦、高血压、胸胁痛。

属：手少阴心经原穴。

同经其他重点穴：阴郄、少府。

内关

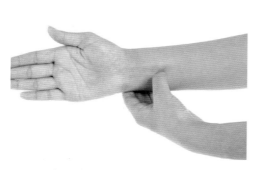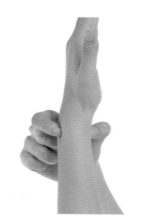

取穴：手臂内侧中线，腕横纹以上三横指两筋间。

手法：拇指或示指尖垂直按压。

功效：调节心气。

治疗：孕吐、头痛、心绞痛。

属：手厥阴心包经阴维之会。

同经其他重点穴：曲泽、劳宫。

足穴

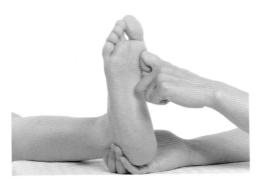 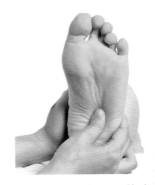

　　取穴：足底部反射区，头部（大脑）、脑垂体、甲状腺、甲状旁腺、腹腔神经丛、肝、心、脾、肾、输尿管、膀胱、胃、生殖腺反射区。

　　手法：① 用单示指叩拳法一次点压头部（大脑）、脑垂体、肾、输尿管、膀胱、肝、心、脾、胃、生殖腺反射区各半分钟；② 用双指钳法按压甲状旁腺、腹腔神经丛反射区各半分钟。

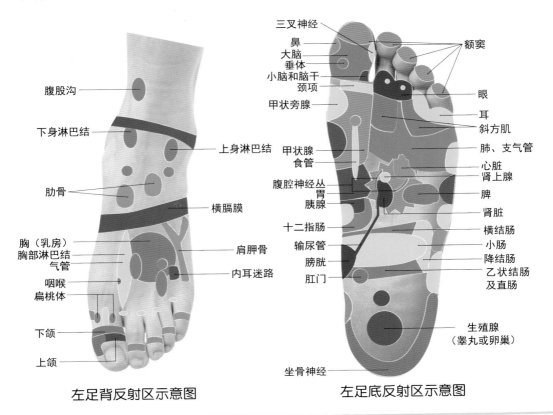

左足背反射区示意图　　　　　　左足底反射区示意图

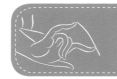

抑 郁

中医称为"郁证""百合病""奔豚气""脏躁"等，中医认为抑郁症主要由喜、怒、忧、思、悲、恐、惊七情致病。

抑郁症其发病率在6.1%～9.5%。近年来一些新型药物的出现为抑郁症的治疗提供了很大方便。但单纯依赖药物会出现不良反应，疗效慢等特点。所以说穴位按摩为抑郁症的治疗开辟了新的蹊径。对抑郁症患者进行穴位按摩是一种行之有效的治疗方法。它不仅能减轻和消除病人的不良情绪，而且有助于减轻药物治疗的不良作用，提高治疗效果，使病人得到全面的康复。

穴位
天柱

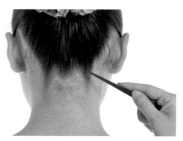 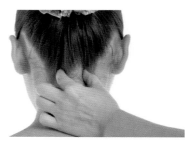

取穴：在后头骨正下方凹处，也就是颈部一块突起的肌肉（斜方肌），此肌肉外侧凹处，后发际正中旁开约2厘米（1.3寸）左右。

手法：指压时先放松身体，用拇指与示指分别于左右天柱穴按压5～10分钟，每日重复5～10次。

功效：化气壮阳。

治疗：肩背痛、头痛、颈椎病。

属：足太阳膀胱经。

同经其他重点穴：肾俞、昆仑。

关元

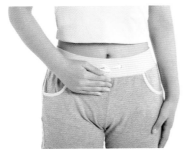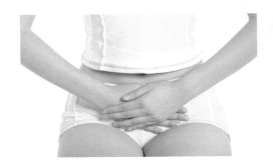

取穴：下腹部前正中线上脐下四横指处。

手法：将两手重叠按在关元穴上，顺逆时针各转50圈，由轻到重，由慢到快，每日1次。

功效：培补元气、导赤通淋。

治疗：痛经、腹痛、虚脱。

属：任脉。小肠募穴，足三阴、足阳明、任脉之会。

同经其他重点穴：神阙、气海。

太冲

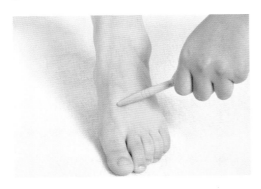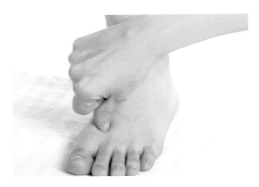

取穴：在足背侧，第一、二跖骨间隙的后方凹陷处。

手法：拇指指尖用力点穴半分钟，直至出现酸胀感，后改为揉法1分钟，力道稍轻但方向保持向下点压。

功效：平肝息风，清头目、理下焦。

治疗：肝脏病、癫痫病、眩晕、痛经。

属：足厥阴肝经输穴、原穴。

同经其他重点穴：行间、章门。

小动作

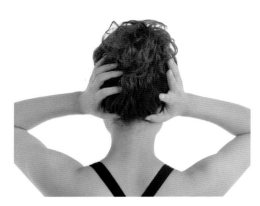

鸣天鼓：用两手掌心紧贴两耳，十指按抱后脑，然后有节奏地用示指尖弹向枕背凹陷处。每次左右手各弹50下，早晚各1次，对眩晕、耳鸣、健忘、思维减退等症有效。

刮背部督脉：因督脉贯脊属脑络肾，统率一身之阳气，它能起到调阴阳、理气血、和脏腑、通经络、培元气的作用，从而促进脾胃化生水谷精微，心有所养则情志安和。

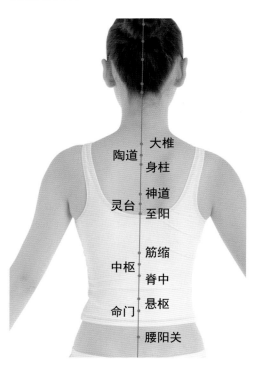

陶道
大椎
身柱
灵台
神道
至阳
中枢
筋缩
脊中
悬枢
命门
腰阳关

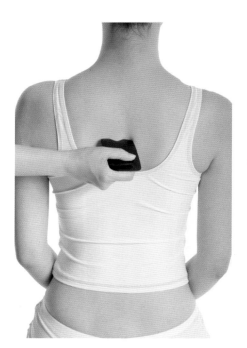

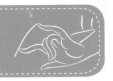

免疫功能下降

　　中医说"正气存内，邪不可干"，确切地说明了正气的强弱，是疾病发生与否的决定性因素。也就是说免疫功能相当于中医所说的正气。气机升降出入失常或由气虚致使正气不足，则外易致风、寒、暑、湿、燥、火六淫入侵，内易致七情、饮食、劳倦所伤，因而疾病纷沓而生。

穴位

百会

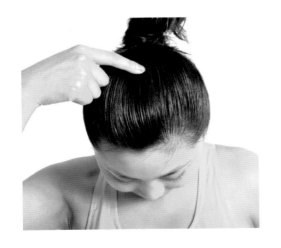 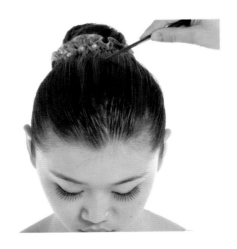

取穴：头顶正中心，可以通过两耳角直上连线中点。

手法：示指揉按1～2分钟。

功效：升阳举陷，益气固脱。

治疗：头痛、眩晕、癫狂、中暑。

属：足太阳膀胱经，督脉、足太阳膀胱经之交会。

同经其他重点穴：大椎、腰阳关。

足三里

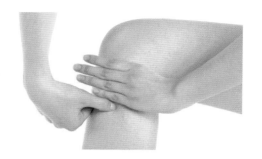 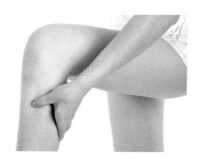

取穴：由外膝眼向下量四横指，在腓骨与胫骨之间，由胫骨旁开一横指。

手法：每日用拇指或中指按压足三里穴1次，每次按压5～10分钟，每分钟按压15～20次，注意每次按压要使足三里穴有针刺一样的酸胀、发热的感觉。

功效：理脾胃、调气血、补虚弱。

治疗：腹胀痛，食欲缺乏，泄泻，便秘，四肢无力。

属：足阳明胃经之合穴，是五输穴之一。

同经其他重点穴：厉兑、内庭。

肾俞

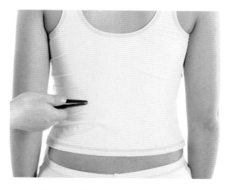 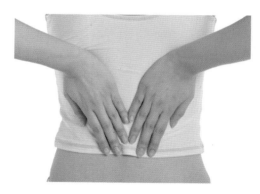

取穴：第二腰椎旁5厘米，左右各一。

手法：两手对搓发热后，紧按肾俞穴用力向下搓到尾骨，然后再退回到两臂后屈尽处，此为一次，共用力搓50～100次。

功效：培生元气、益肾助阳、调和气血、疏通经络、强壮筋骨。

治疗：功能性腰痛。

属：足太阳膀胱经，肾之背俞穴。

同经其他重点穴：天柱、至阴。

关元

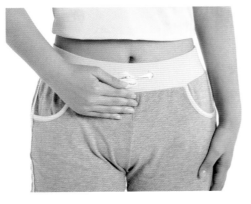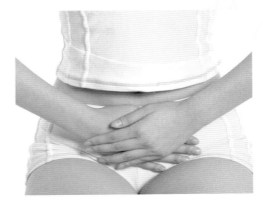

取穴：下腹部前正中线上脐下四横指处。

手法：将两手重叠按在关元穴上，顺逆时针各转50圈，由轻到重，由慢到快，每日1次。

功效：培补元气、导赤通淋。

治疗：痛经、腹痛、虚脱。

属：任脉。小肠的募穴，足三阴、足阳明、任脉之会。

同经其他重点穴：神阙、气海。

温和灸

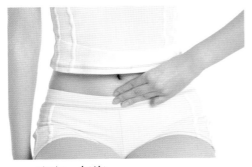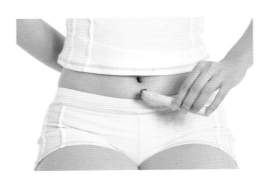

取穴：气海。

方法：将艾条的一端点燃，对准施灸穴位，距离约2～3厘米左右进行熏灸。以局部有温热感而无灼痛为宜，每次施灸10～15分钟至皮肤潮红为度。每日1次，于每月月初灸7次。

功效：强壮要穴，对五脏虚衰有益。

注意：孕妇禁忌。

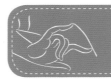

性欲减退

中医认为，性冷淡多因劳损伤胞络，子宫虚损，或肾阳虚衰，风冷之邪乘虚侵袭阴部所致。本病也为七情所伤，与精神因素有关。此外，亦与素体虚弱或因患他疾而导致脏腑、经络功能失常有关。

穴位

仙骨

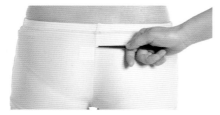

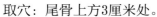

取穴：尾骨上方3厘米处。

手法：中指指尖顺时针揉按2～3分钟。

功效：固精培元，延长性爱时间

治疗：腰痛、早泄。

足穴

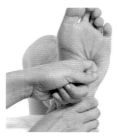
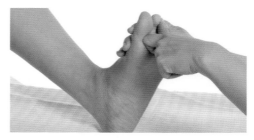

取穴：足底部反射区，头部（大脑）、心、肾、输尿管、膀胱、前列腺、睾丸、生殖腺。

手法：逐一用单示指叩拳法点压反射区各半分钟。

腰阳关

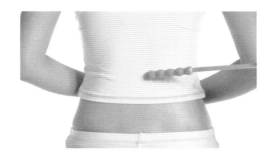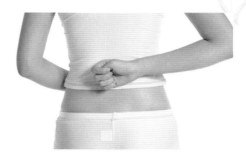

取穴：在腰部，当后正中线上，第四腰椎棘突下凹陷中。

手法：手四指握拇指成拳，手腕放松，用拳背部叩击2～3分钟。

功效：补肾壮阳、舒筋活络。

治疗：腰骶疼痛，月经不调，遗精，阳痿，

属：督脉

同经其他重点穴：大椎、水沟。

关元

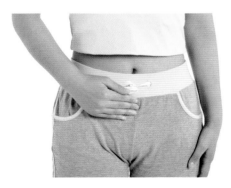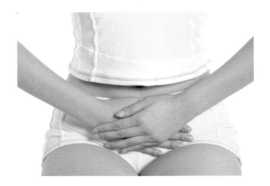

取穴：下腹部前正中线上脐下四横指处。

手法：将两手重叠按在关元穴上，顺逆时针各转50圈，由轻到重，由慢到快，每日一次。

功效：培补元气。

治疗：痛经、腹痛、虚脱。

属：任脉。小肠的募穴，足三阴、足阳明、任脉之会。

同经其他重点穴：神阙、气海。

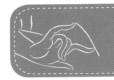

过早衰老

中医认为肾为先天之本，主藏精，内寓元阴元阳，故与人体衰老的速度、寿命的长短密切相关，肾气虚损是衰老的根本原因。肾中精气是生命机体的原始物质，是脏腑功能活动的原始动力。人情志不畅、精气虚衰使人气血渐衰，肾精耗竭，神气浮弱，而最终致机体衰老。

穴位

命门

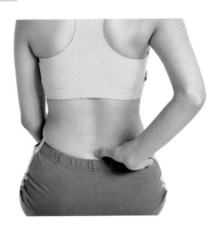 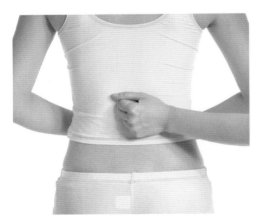

取穴：位于人体腰部，当后正中线上，第二腰椎棘突下凹陷中。

手法：中指用力按揉也可用拳头捶，或掌心摩擦，每次3～5分钟，每日按揉3次。

功效：补肾壮阳，培元固本，强壮腰脊。

治疗：腰痛、遗尿。

属：督脉。

同经其他重点穴：大椎、腰阳关。

神阙

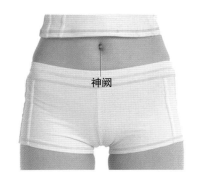 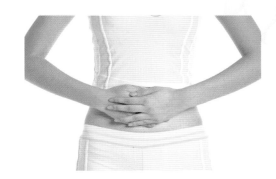

神阙

取穴：人体穴位名，位于脐正中。

手法：双手相叠，用掌心顺时针成环状按揉。

功效：虚脱、泄泻。

治疗：调和脾胃、益气养血、温通元阳、复苏固脱。

属：任脉。

同经其他重点穴：中脘、关元。

注意：腹部有急性炎症、恶性肿瘤者不能采用此法。

足三里

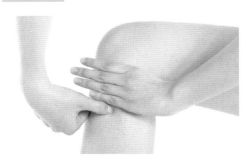 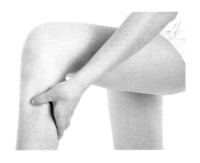

取穴：由外膝眼向下量四横指，在腓骨与胫骨之间，由胫骨旁开一横指。

手法：每日用拇指或中指按压足三里穴一次，每次按压5～10分钟，每分钟按压15～20次，注意每次按压要使足三里穴有针刺一样的酸胀、发热的感觉。

功效：理脾胃、调气血、补虚弱。

治疗：腹胀痛，食欲缺乏，泄泻，便秘，四肢无力。

属：足阳明胃经之合穴，是五输穴之一。

同经其他重点穴：厉兑、内庭。

特别推荐：洗脸时的抗老按摩法

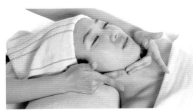

（1）中指及环指从下巴斜以内往外打圈至耳根轻摁。从嘴角开始用中指及环指由内而外打圈成斜状至耳中轻摁。

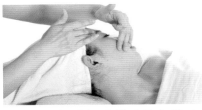

（2）两颊同样用美容指（中指及环指）由内而外打圈成斜状至太阳穴轻摁。

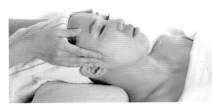

（3）额头的洗法略有不同，从中间开始往两边打圈直到太阳穴轻摁。

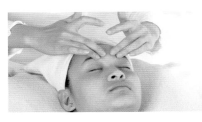

（4）鼻梁的洗法则是往下扫涂，两手的美容指交替扫。鼻侧两边用中指上下抽动，鼻翼两处则用中指由外向内打圈，此动作可以帮助减少黑头。

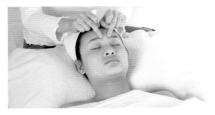

（5）眼睛的洗法则是用环指由内眼角开始向上向外打两个圆圈。

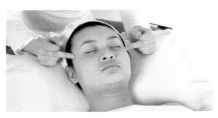

（6）嘴唇用美容指从中间部分向法令纹生长处、唇部两边打大括号型。

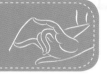

体瘦虚弱

　　中医将体质虚弱称体虚，中医理论是讲平衡的，只要人体气血阴阳平衡，就是健康，不足的是虚弱，需补养，以其达到新的平衡，恢复健康。中医认为体病多因脾胃功能低下，气血不足所致。脾为后天之本，气血生化之源。脾胃健，气血盛，则肌肉丰腴，肢体强劲，反之，则身体消瘦、肢软乏力。体虚是机体某些功能有所减退，不一定患病，即西医所称的"亚健康状态"，如不及时补养、调节和调理，令其进一步发展，就会发展到疾病状态。

穴位
足三里

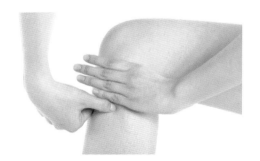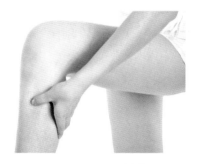

　　取穴：由外膝眼向下量四横指，在腓骨与胫骨之间，由胫骨旁开一横指。

　　手法：每日用拇指或中指按压足三里穴一次，每次按压5～10分钟，每分钟按压15～20次，注意每次按压要使足三里穴有针刺一样的酸胀、发热的感觉。

　　功效：理脾胃、调气血、补虚弱。

　　治疗：腹胀痛，食欲缺乏，泄泻，便秘，四肢无力。

　　属：足阳明胃经之合穴，是五输穴之一。

　　同经其他重点穴：厉兑、内庭。

气海

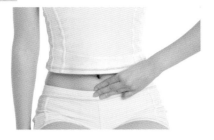 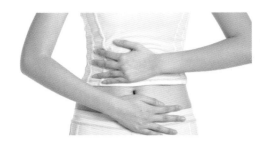

取穴：位于下腹部，前正中线上，当脐中下1.5寸。

手法：先以右掌心紧贴于气海的位置，顺时针方向分小圈、中圈、大圈，按摩100～200次。再以左掌心，逆时针方向，如前法按摩100～200次，按摩至有热感，即有效果。

功效：生发阳气，强身健体。

治疗：遗尿、虚脱、腹胀。

属：任脉，肓之原穴。

同经其他重点穴：关元、中脘。

注意：孕妇慎用，经期忌重按。

关元

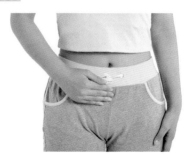 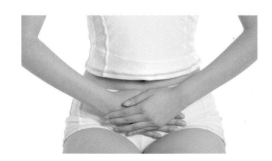

取穴：下腹部前正中线上脐下四横指处。

手法：将两手重叠按在关元穴上，顺逆时针各转50圈，由轻到重，由慢到快，每日1次。

功效：培补元气。

治疗：痛经、腹痛、虚脱。

属：任脉。小肠的募穴，足三阴、足阳明、任脉之会。

同经其他重点穴：神阙、气海。

长强

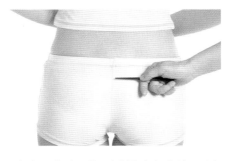 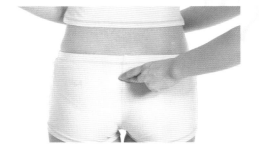

取穴：肛门后，尾骨尖与肛门正中。

手法：用中指指尖按压2~3分钟。

功效：强实正气。

治疗：遗精、痔疮。

属：督脉。

同经其他重点穴：腰阳关、命门。

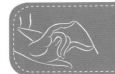

肥 胖

中医认为肥胖者以脾虚为主，中医将此症归于"痰浊湿重"之类。因为脾的主要生理功能是主运化、升清。若脾运化水谷、水液功能减退，则机体消化吸收失常，导致水谷在体内的停滞，不能化生为人体所需要的精微物质，而产生痰、湿、饮、浊等病理产物，蓄于体内，出现肥胖等病症。所以脾失健运是痰浊内聚引起肥胖的基本病机。现代医学认为，肥胖患者血浆皮质醇和醛固酮含量较低，提示患者肾上腺皮质功能减退。一方面易造成细胞外液容积的改变，引起水液代谢紊乱，这也符合"肥人多痰湿"的理论；另一方面可导致脂质代谢障碍，从中医的五脏生理功能来看，与人体脂质代谢最为密切的莫过于脾。因而定出了健脾燥湿、化痰理气、消食降脂的治疗原则。

穴位

丰隆

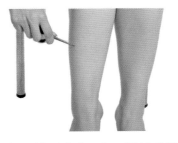
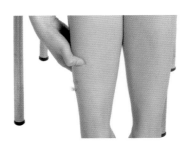

取穴：外踝尖上8寸，胫骨前缘外侧1.5寸，胫腓骨之间。

手法：用拇指或中指指端揉之。约1～3分钟。

功效：健脾化痰，和胃降逆。

治疗：尿潴留、高血压、哮喘。

属：足阳明胃经之络穴。

同经其他重点穴：足三里、四白。

三阴交

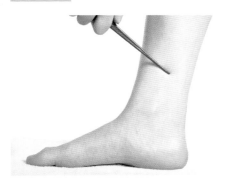 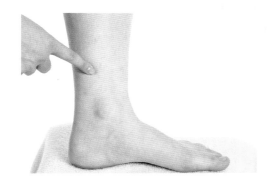

取穴：小腿内侧，当足内踝尖上3寸，胫骨内侧缘后方。

手法：拇指或示指点按1～3分钟。

功效：健脾益血，调肝补肾。

治疗：闭经、腹胀痛、更年期综合征。

属：足太阴脾经，系足太阴、足厥阴、足少阴之会。

同经其他重点穴：地机、血海。

曲泉

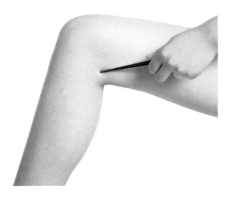 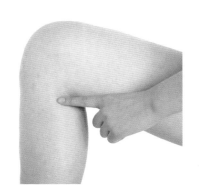

取穴：膝内侧部，屈膝内侧横纹端，当股骨内上踝后缘。

手法：中指或其他手指点按1～3分钟。

功效：清肝火、祛湿热。

治疗：高血压、肾炎、前列腺炎。

属：足厥阴肝经。

同经其他重点穴：行间、章门。

足穴

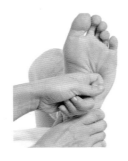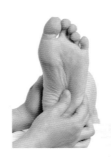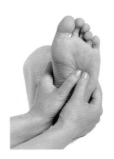

取穴：足底部反射区，肾、输尿管、膀胱、垂体、心、脾、甲状腺、甲状旁腺反射区。

手法：① 逐一用单示指叩拳法点压肾、输尿管、膀胱、垂体、心、脾反射区各1分钟。② 用示指刮压法压甲状腺反射区半分钟。③ 用双指钳法按压甲状旁腺反射区半分钟。

小动作

用润滑油或刮痧油涂于腹部，刮痧板平刮法紧贴腹部，沿顺时针及逆时针方向分别均匀着力刮拭3～5分钟。以分解脂肪促进代谢物排泄。

精油疗法

成分：欧薄荷、肉桂、杜松子。

功效：促进肠道蠕动，防止或改善肠道阻滞，便秘，痔疮，肥胖。

使用：将欧薄荷3滴、肉桂2滴、杜松子2滴倒入10毫升葡萄籽油或杏仁油的基底油内混合均匀，可用于上述所述的穴位或经络反射区按摩。

晕车、晕船

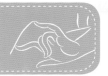

晕车、晕船的原因可以分为下列三种：

1.胃肠虚弱。由于睡眠不足或疲劳过度而引起胃肠虚弱，再加上交通工具的震动使消化能力减弱，增加胃的负担。总之，这种情况是因胃的运动受到抑制，胃的出口紧闭，胃和胃壁的入口松弛，胃内之物无法送抵肠部，反而倒反口腔，产生呕吐。

2.内耳的平衡器官产生反射作用而晕车、晕船。这种类型的防治方法，只要塞上耳塞就可以了。

3.自律神经失调所引起晕车、晕船。自律神经因外界的刺激，在体内产生固定功效，如果在自律神经不安定场所，因刺激丧失平衡，也会引起呕吐。

穴位

鸠尾

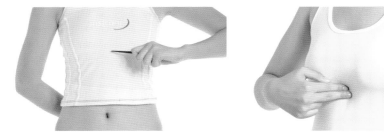

取穴：人体的心窝正下方，最底下肋骨稍下处。

手法：指腹按压此处5～10秒钟，如此重复10次便能调整胃的功能，不再有欲吐的感觉。

功效：对治疗晕车、晕船能产生速效的穴位。

治疗：消除疲劳，治疗晕车、晕船，可以缓解焦躁性格等。

属：任脉。

厉兑

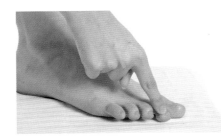
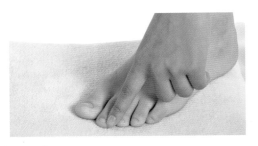

取穴：在足第二趾末节外侧，距指甲角0.1寸。

手法：每次用指腹揉约5～10秒钟，如此重复10次，连续20天不间断，就可治疗晕车、晕船。

功效：苏厥醒神、通郁滞、清胃热、引火下行、恢复知觉。

治疗：实热所致齿痛、鼻衄（鼻出血）、心腹胀痛、热盛发狂、尸厥、梦魇不安、阳热怫郁、痰火壅盛等。

属：足阳明胃经。

按摩疗法

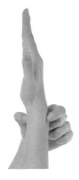

1.点掐穴位：术者用较重的力量，以两手拇指指端点掐内关、合谷穴各5～10分钟，控制住恶心、呕吐、心慌后，再交替点掐一侧的内关、合谷穴。头昏者，可加曲池、太冲穴；头痛者，加太阳、风池穴。

2.点按穴位：术者两手拇指或示指按压眼球，以控制恶心，如效果不佳，可点按膻中、幽门、中脘等穴5～10分钟。

3.捶打背部：术者手握空拳置后背足太阳膀胱经的大杼穴，由上往下，捶击到膈俞穴止，反复捶击数分钟，然后再以两手拇指指端掐揉双侧脾俞、心俞、胃俞穴。

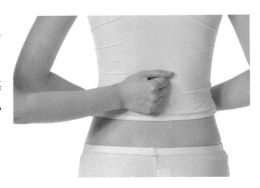

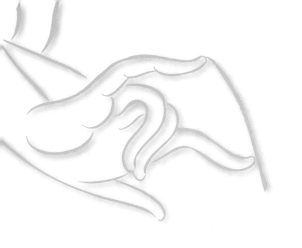

【第四章】

头颈五官的小病痛

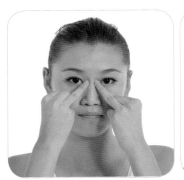
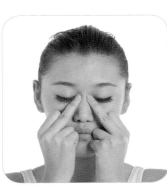
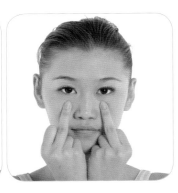

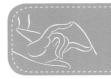 # 眼睛疲劳

中医认为，五脏六腑之精气皆注于目，十二经脉气血皆汇聚于目。肝肾亏损、脾胃虚弱、气血瘀滞、劳心伤神皆累及于目。也就是说，五脏六腑的精气会上升到眼睛，眼睛与身体经脉相连通，如果身体各个器官出现病症，便可以从眼睛上反映出来。反之，眼睛过于劳累，也会牵连五脏六腑。

穴位
睛明

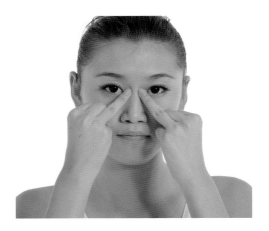 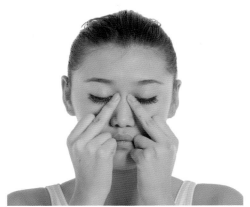

取穴：内侧眼角外上方凹陷处。

手法：按压于穴位处1分钟，稍用力，以穴位酸胀为度，放松10秒钟后重复点按，反复3～5次。

功效：舒缓疲劳，明目。

治疗：近视，迎风流泪。

属：足太阳膀胱经。为手足太阳、足阳明、阳跷、阴跷五脉之会。

同经其他重点穴：肾俞、至阴。

四白

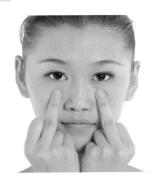 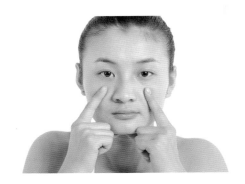

取穴：面部，双眼平视时，瞳孔正中央下约2厘米处。

手法：用双手的示指，略微用力进行按压，每次持续按压3秒，10次为1组，早、中、晚各1组。

功效：清热明目，解痉镇痛。

治疗：指压该穴道，能提高眼睛机能，对于近视、色盲等眼部疾病很有疗效。此外还治口眼㖞斜、头晕。

属：足阳明胃经。

同经其他重点穴：足三里、丰隆。

攒竹

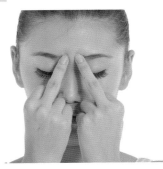 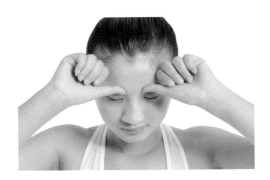

取穴：面部，眉毛内侧边缘凹陷处。

手法：先双目闭合，使用双手的拇指指腹稍加用力，轻轻按压。

功效：清热明目，祛风散邪，通络止疼。

治疗：感冒发热，头痛，惊风。

属：足太阳膀胱经。

同经其他重点穴：至阴、昆仑。

光明

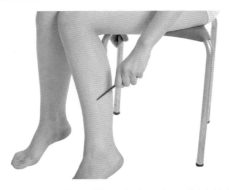 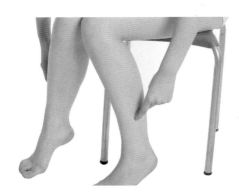

取穴：位于外踝尖上5寸，腓骨前缘处。

手法：将示指指腹分别按在同侧光明穴，用力揉按1～3分钟。

功效：通络明目。

治疗：夜盲、乳胀痛。

属：足少阳胆经络穴。

同经其他重点穴：肩井、阳陵泉。

其他疗法

温热毛巾：将温热的毛巾卷起来放在眼睛上，可以促进血液循环，达到不错的解压效果。

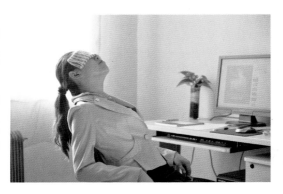

泡过的红茶袋：将泡过的红茶袋先置于冰箱冷藏室中，保持冰凉状态，再取出使用，帖服眼睛表面5～10分钟。

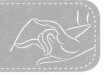

头晕目眩

头晕是一种常见的脑部功能性障碍，也是脑力工作者常见症状之一。终日伏案劳作，或面对电脑屏幕，常有头昏、头胀、头重脚轻、脑内摇晃、眼花等不适症状。

中医认为头晕目眩主要是由于气血过度消耗或气血运行不畅，神经系统过度兴奋后，兴奋性降低，肌肉经脉失于滋养所致。对相应穴位进行有效的按摩，可以缓解肌肉疼痛及紧张状态，加速血液循环，促进新陈代谢，有助于解除疲劳。

穴位

翳风

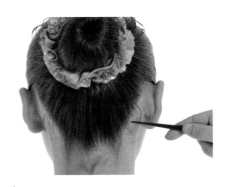 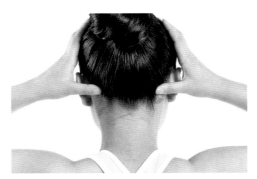

取穴：耳垂后面凹陷处。

手法：坐姿，两手拇指分别按住穴位，同时头部稍向后倾，呼气并数一、二，渐渐用力，数三时强按穴位，吸气并数四、五、六。身体放松，头部恢复原位。

功效：聪耳通窍，散内泄热。

治疗：呃逆、耳聋耳鸣、下颌关节炎、面神经麻痹。

属：手少阳三焦经。

同经其他重点穴：关冲、外关。

天柱

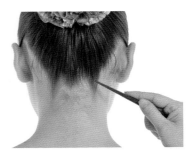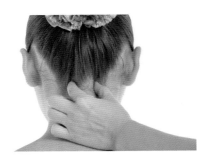

取穴：在后头骨正下方凹处，也就是颈部有一块突起的肌肉（斜方肌），此肌肉外侧凹处，后发际正中旁开约2厘米（1.3寸）左右。

手法：指压时先放松身体，用拇指与示指指尖分别于左右天柱穴按压30～50下，每日重复5～10次。

功效：化气壮阳。

治疗：肩背痛、头痛、颈椎病。

属：足太阳膀胱经。

同经其他重点穴：肾俞、昆仑。

中渚

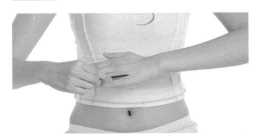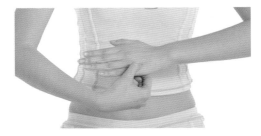

取穴：手背第四、五掌骨间，掌指关节后方凹陷处（即在离小指和环指指根约2厘米处）。

手法：拇指和示指分上下用力揉按此穴按5～7秒钟，以同样程序按另一只手。每只手做5次。如站起来有眩晕感，可马上揉按此穴。

功效：清热通络，开窍益聪。

治疗：耳聋、喉痹。

属：手少阳三焦经。

同经其他重点穴：关冲、外关。

筑宾

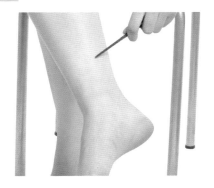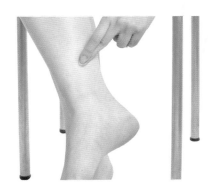

取穴：小腿内侧，太溪穴上5寸，腓肠肌肌腹的内下方。

手法：坐姿，右脚搭在椅子上，右手按住膝盖，左手示指、中指按住穴位。吸气并数一、二，渐渐用力，数三时强按穴位，吸气并数四、五、六，身体放松。

功效：调理下焦，宁心安神。

治疗：癫狂，呕吐涎沫，疝痛，小儿脐疝，小腿内侧痛。

属：足少阴肾经，阴维脉郄穴。

同经其他重点穴：涌泉、照海。

足穴

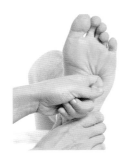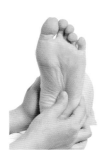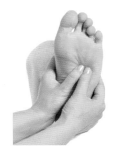

取穴：大脑、小脑、三叉神经、额窦、耳朵、内耳迷路、泌尿系统反射区。

手法：叩拳法点压大脑、小脑、三叉神经、额窦、耳朵、内耳迷路、泌尿系统各1分钟。

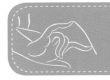

偏头痛

中医认为，偏头痛与肝脾肾失调，经络瘀滞有关。在脏腑失调中，肝虚为发病之本。其次，风痰瘀三邪也是本病反复发作的诱发因素之一。五脏六腑气血之精华皆上注于头，头主要依赖脾胃运化的水谷精微和肝肾精血的濡养。因而，内伤头痛的发病原因与肝、脾、肾及气血关系密切。因情志不和，肝气不舒，郁而化火，上扰清空而头痛。或素体阴虚，或房事不节，重耗肾精，致肾精亏虚，髓海不足，肾阳衰微，清阳不展而为头痛。

穴位

率谷

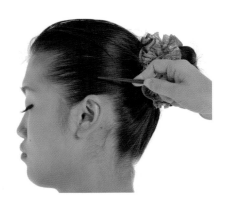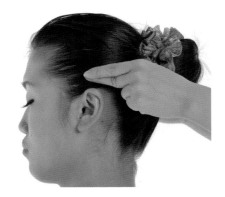

取穴：头部，当耳尖直上入发际1.5寸。

手法：中指、示指揉按率谷穴30～50下。

功效：收降湿浊。

治疗：耳鸣、呕吐。

属：足少阳胆经。

同经其他重点穴：肩井、阳陵泉。

头维

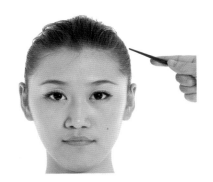 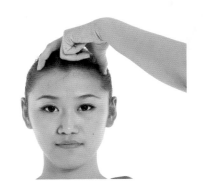

取穴：在头侧部，当额角发际上0.5寸，头正中线旁开4.5寸。

手法：将一手拇指与示指分开，指尖分别点在两侧头维穴，同时用力掐按1分钟。重复5次可缓解头痛。

功效：清头明目，止痛镇痉。

治疗：头痛、眩晕。

属：足阳明胃经。

同经其他重点穴：厉兑，内庭。

百会

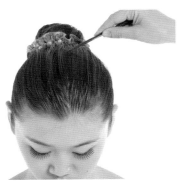 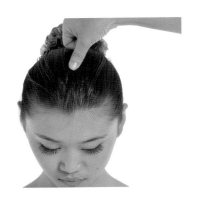

取穴：头顶正中心，两耳尖直上连线中点。

手法：拇指揉按1～2分钟。

功效：升阳举陷，益气固脱，平肝潜阳。

治疗：头痛、眩晕、癫狂、中暑。

属：督脉、足太阳膀胱经之交会。

同经其他重点穴：大椎、腰阳关。

耳穴

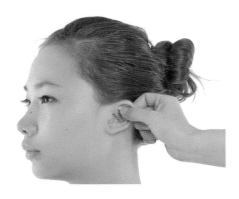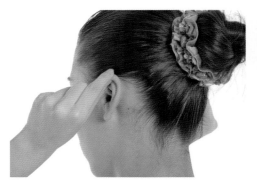

主穴：神门，三角窝后1/3的上部。

配穴：枕，对耳屏外侧面的后部。额，对耳屏外侧面的前部。肝，耳甲艇的后下部。耳尖，耳轮向前对折的上部尖端处。

手法：用指尖或按摩棒在耳部枕、额相应点上按压。每日自行按压3～5次，每次按压1～2分钟。

足穴

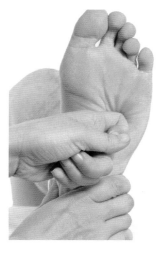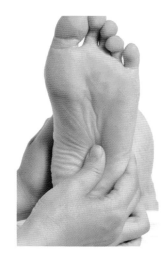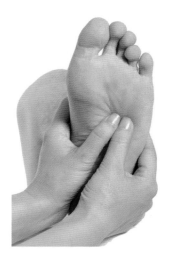

取穴：小脑与脑干、头部（大脑）、三叉神经、颈项反射区。

手法：逐一用拇指点压小脑与脑干、头部（大脑）、三叉神经、颈项反射区各1分钟，反复三次。

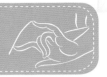

鼻出血

中医认为，衄血主要是由于（肺、胃、肝）火热偏盛，迫血妄行，血溢清道而出血。感染、发热性疾病，高血压，倒经等引发的鼻出血多属于此。治疗应以清热泻火、凉血止血为主要原则。

穴位

孔最

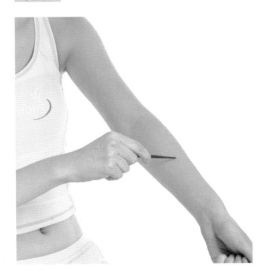
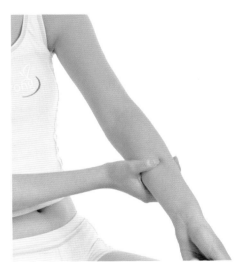

取穴：伸前臂仰掌，前臂外侧，在尺泽穴与太渊穴连线上，腕横纹上7寸。

手法：拇指用力点按此穴，直至鼻血止住。

治疗：咳嗽、咽痛。

属：手太阴肺经。

同经其他重点穴：鱼际、少商。

上星

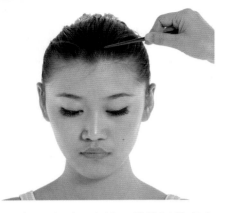 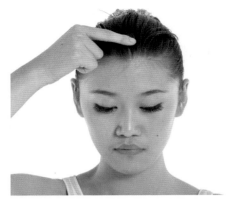

取穴：头顶正中线，前发际线直上1寸。

手法：用示指指端顺时针、逆时针方向交替按压。

功效：降浊升清。

治疗：头痛、眩晕、鼻塞。

属：督脉。

同经其他重点穴：大椎、腰阳关。

少商

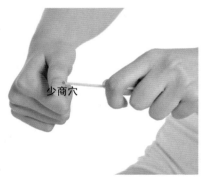 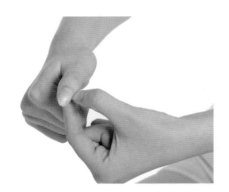

取穴：拇指桡侧指甲角旁0.1寸。

手法：拇指指尖点按，或三棱针点刺放血。

功效：清肺热。

治疗：咽喉肿痛、咳嗽、发热。

属：手太阴肺经。

同经其他重点穴：鱼际、太渊。

耳穴

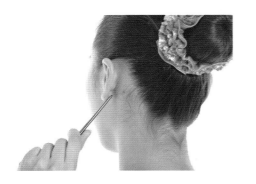
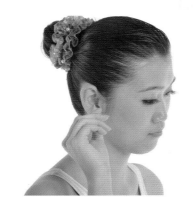

主穴：肺，心、气管区周围处。

配穴：内鼻，耳屏内侧面下1/2处。
肾上腺，耳屏游离缘下部尖端。外鼻，
耳屏外侧面中部。缘中，对耳屏游离缘
上，对耳屏与轮屏切迹之中点处。

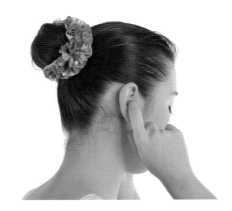

鼻　炎

　　绝大多数人在生活中都有过鼻子不通气的时候，有的人是偶尔不通气，过几天不经治疗就好了；有的人是常年鼻子不通气，伴有头疼、流涕和嗅觉减退；还有的人是渐进性鼻塞、鼻涕带血丝，在这些不同情况下，有些人就会盲目涂抹或服用一些药物，结果不但起不到任何作用，反而会使鼻子更加难受。鼻中隔偏曲、鼻甲肥大。过敏性鼻炎、鼻腔异物，鼻腔、鼻窦长肿物等原因都会引起鼻塞不通。鼻子不通气时，一定要请耳鼻喉科医生看一看，医生经过检查，就会告诉你用什么药，并不都是点点药水就会治愈的。

　　中医认为鼻炎的发病原因有：一是外在因素，多为风寒、疫气之邪侵袭鼻窍；二是内在因素，多因脏腑功能失调所致。因此，鼻炎的发生是机体的内因为本，外因为标，外因与内因合而为患。

穴位

迎香

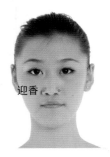 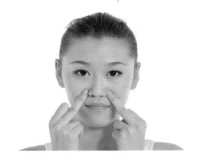

　　取穴：鼻翼外侧缘，鼻唇沟内。

　　手法：两手中指指腹侧面按揉此穴1分钟。或将一手拇指和示指分别按压在鼻翼两侧的迎香穴，先用指端按揉片刻，再沿鼻唇沟上下按摩，使穴位局部发热，即可感觉鼻中通畅，呼吸顺利。

功效：宣通鼻窍，疏散风寒。

治疗：多涕、嗅能减退、颜面神经麻痹。

属：手阳明大肠经。

同经其他重点穴：合谷、商阳。

通天

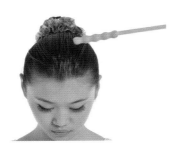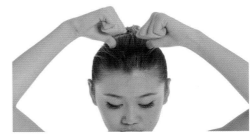

取穴：在头部，当前发际正中直上4寸，旁开1.5寸。

手法：用两手拇指持续用力点按1分钟，直到出现酸痛感。

功效：清热除湿，开鼻窍，解鼻塞。

治疗：头痛，眩晕，鼻衄（鼻出血）。

属：足太阳膀胱经。

同经其他重点穴：大杼、至阴。

鼻通

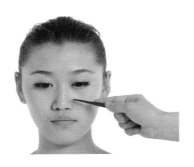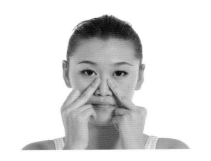

取穴：仰靠位，在鼻唇沟上端尽处，鼻骨外下缘，于鼻翼软骨与鼻甲的交界处取穴。

手法：两手示指或中指按揉2分钟。

功效：清利鼻窍，通络止痛；宣通鼻窍，疏风清热。

治疗：久留冷泪。

属：经外奇穴。

耳穴

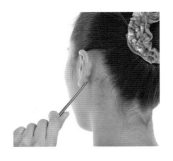 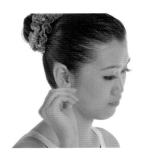 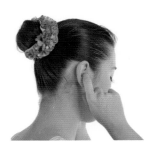

取穴：鼻、额、外鼻、上颌、气管、肾上腺反射区。

手法：用按摩棒顶端，每日按揉各穴数次。也可直接用拇指和示指按揉。

敷贴疗法

取麻黄30克，熟附子30克，细辛15克，白芥子30克，辛夷40克，苍耳子50克，冰片20克，共研细末，瓶装备用。取上药50克，加生姜50克（捣烂如泥），共和匀，调如膏状后加热，分敷于背部（风门、肺俞），头顶部（百会、囟门），药物固定后，再用电吹风热吹膏药，每次10分钟，热敷2～12小时后嘱病人除去膏药，每日或隔日1次，7次为1个疗程，重者连用5～7个疗程。

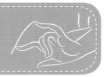

耳 鸣

中医认为，耳鸣即耳中有嘈杂如潮水或蝉声，妨碍听觉，出现在单侧或双侧，时发时止或持续很久。根据中医理论，肾开窍于耳，手足少阳经亦分布于耳，耳又为宗脉之所聚，耳鸣与很多人体内在因素有关。若暴鸣声大，以手按之更甚者，属实证，多由肝胆三焦之火循经上扰所致；若脾湿过盛，清阳不升，清窍失养，亦有耳鸣；若鸣声渐退，以手按之可减轻者，属虚证，多由肾虚精亏，髓海不充，耳失所养而成。

穴位

耳穴

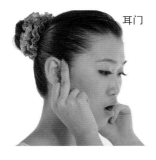
耳门

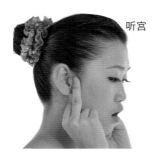
听宫

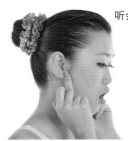
听会

取穴：张口时，耳前会隆起一个骨性突起，这个突起后，耳前，有一个纵向的凹陷，自上而下，排列着耳门、听宫、听会这三个穴。

耳门，耳屏上部缺口前，张口凹陷处。听宫，耳屏中部，张口时耳前凹陷处。听会，耳屏间切迹的前方，下颌骨髁状突的后缘，张口有凹陷处。

手法：中指侧立，反复自上而下搓按这条纵向凹陷。也可指按三穴，直至酸胀。

功效：聪耳开窍。

治疗：聋哑、中耳炎。

翳风

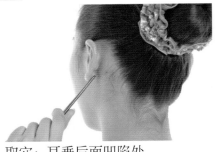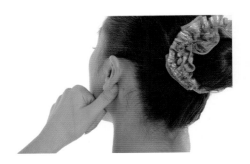

取穴：耳垂后面凹陷处。

手法：坐姿，两手拇指分别按住穴位，同时头部稍向后倾，呼气并数一、二，渐渐用力，数三时强按穴位，吸气并数四、五、六，身体放松，头部恢复原位。

功效：聪耳通窍，散内泄热。

治疗：呃逆、耳聋耳鸣、下颌关节炎、面神经麻痹。

属：手少阳三焦经。

同经其他重点穴：关冲、外关。

耳穴

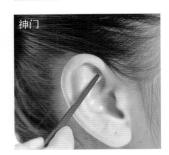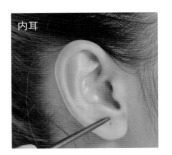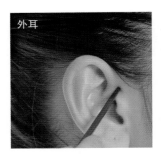

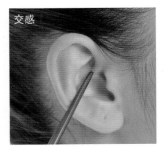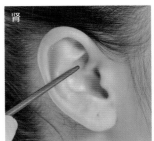

主穴：神门，三角窝后1/3的上部。

配穴：内耳，耳垂正面后中部。外耳，屏上切迹前方近耳轮部。交感，耳轮下脚末端与耳轮内缘相交处。肾，对耳轮下脚下方后部。

手法：用火柴头在耳部神门、肾相应点上按压，用示指指尖点压内耳、交感、外耳。每日自行按压3～5次，每穴每次按压1～2分钟。

小动作

震耳孔

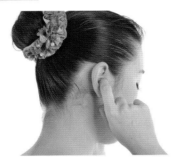 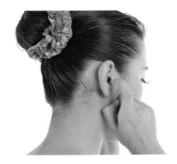

手法：两手示指插入两耳孔，震动10余次后猛力外拔，反复操作10～20次。

功效：疏导经气、聪耳开窍。

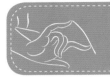

面部痤疮

痤疮属中医学"粉刺""肺风粉刺"范畴，痤疮的发生多由肺胃蕴热，上熏颜面，血热郁滞而成。从发病原因来说，大凡平素嗜食油腻煎炸、甜食等，影响脾胃运化功能，可使脾胃蕴热上蒸颜面；外感风热之邪，郁于肺经，可致肺热上熏颜面；素日情绪波动，烦躁易怒，可导致心肝火旺，血热郁滞，上于颜面而发病。治疗当以清泄肺胃蕴热、活血化瘀理气为主。

穴位
曲池

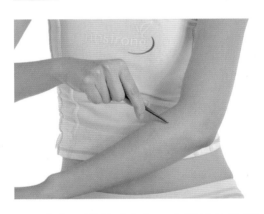 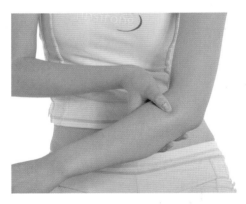

取穴：屈肘成直角，在肘横纹外侧端与肱骨外上髁连线中点。完全屈肘时，当肘横纹外侧端处。

手法：四指托住手肘，用拇指指腹按压曲池穴。按压上去有酸重感。

功效：疏风清热泻火。

治疗：咽喉肿痛，目赤痛，手臂肿痛，腹痛吐泻，高血压。

属：手阳明大肠经。

同经其他重点穴：迎香、合谷。

肺俞

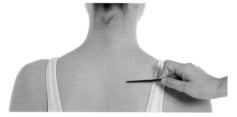 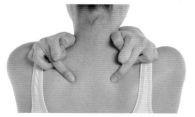

取穴：位于人体背部，当第三胸椎棘突下，旁开1.5寸。

手法：用左（右）上肢绕过肩后，将中指指腹放在同侧肺俞穴上，适当点揉0.5～1分钟，以酸胀为佳。用手掌小鱼际垂直上下搓热本穴，以局部皮肤发红为度。痤疮经久不愈，可以刺血拔罐。

功效：散肺热。

治疗：咳嗽、盗汗。

属：足太阳膀胱经。

同经其他重点穴：睛明、肾俞。

足穴

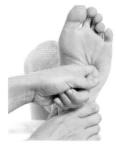 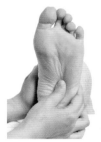 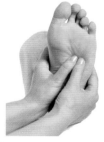

取穴：肝胆、尿道、膀胱、输尿管、肾脏反射区。

手法：用单示指叩拳法一次点压肝胆、尿道、膀胱、输尿管、肾脏反射区各半分钟。

拔罐疗法

取穴：大椎、肺俞、心俞、膈俞、命门。

手法：局部消毒后，用三棱针在每个穴位点刺2～3下，大椎、命门用大火罐，余用中火罐，每穴拔5～10分钟。

大椎
肺俞
心俞
膈俞

命门

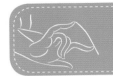

牙 痛

牙痛属中医的"牙宣""骨槽风"范畴。多因平素口腔不洁或过食膏粱厚味、胃腑积热、胃火上冲，或风火邪毒侵犯、伤及牙齿、或肾阴亏损、虚火上炎、灼烁牙龈等引起。用自我按摩的手法，可缓解牙痛症状。

蛀牙引起的牙痛，俗称是牙髓炎或根尖周炎。这种牙痛的表现：牙齿已经有蛀牙形成，特别是对冷、热等物质的刺激特别敏感。

牙周炎引起的牙痛。牙周炎患者不一定会有牙痛的，而是当牙龈出现萎缩后引起，因此患者以中老年人居多，牙齿疼痛的范围也不尽相同，或仅一颗或相邻的两三颗牙痛，或上下牙床，大范围内的牙齿都会痛。

红肿型牙痛。发作在上下后槽牙的牙龈，发病急，也可称为急性牙龈炎，俗称"风火牙痛"。

穴位

合谷

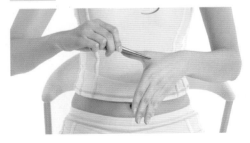 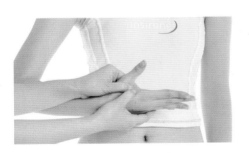

取穴：将拇指和示指张成45°角时，位于骨头延长角的交点。

手法：拇指指尖，按于对侧合谷穴，其余四指置于掌心。适当用力由轻渐重，掐压0.5～1分钟。

功效：疏风解表，活络镇痛。

治疗：牙痛、感冒、痛经。

属：手阳明大肠经原穴。

同经其他重点穴：迎香、曲池。

颊车

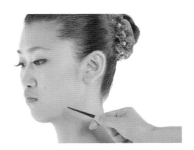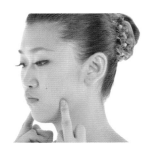

取穴：头侧下颌骨边角上，咀嚼咬肌隆起按之凹陷处。

手法：用双手中指指腹，放于同侧面部颊车穴，适当用力，由轻渐重按压0.5～1分钟，直至酸胀。

功效：解痉止痛，活血消肿。

治疗：口㖞，牙痛，颊肿，口噤不语。

属：足阳明胃经。

同经其他重点穴：大迎、足三里。

下关

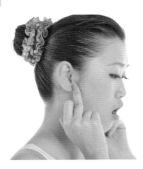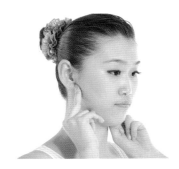

取穴：面部耳前方，颧弓与下颌切迹所形成的凹陷中。

手法：用双手中指或示指指腹，放于同侧面部下关穴，适当用力按揉0.5～1分钟。

功效：疏风清热，解痉止痛。

治疗：耳鸣耳聋、口眼㖞斜、面神经麻痹。

属：足阳明胃经。

同经其他重点穴：厉兑，内庭。

大迎

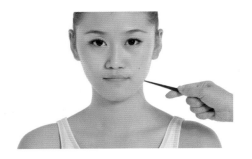 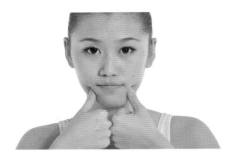

取穴：下颌角前方，嘴唇斜下，下巴骨的凹陷处。

手法：用两手拇指指端按揉两侧大迎穴，1～3分钟。

功效：通利口舌咽喉诸窍。

治疗：口角㖞斜、颊肿。

属：足阴明胃经。

注意

　　自我按摩可在疼痛时操作。面部按摩时，用力可逐渐加重至有酸胀感甚至痛处为佳，以按摩患侧面部为主。肢体按摩可取双侧穴位。平时还应注意口腔卫生。以下几个穴位也可缓解牙痛：

风池穴：位于颈后大筋两旁外侧凹陷处。

少海穴：屈肘，位于肘横纹内侧端与肱骨内上踝连线的中点处。

阳溪穴：拇指向上翘起，位于拇短伸肌腱与拇长伸肌腱之间凹陷处。

牙痛穴：位于手掌面第三、四掌骨之间，距离掌横位约一横指处。

行间穴：位于足背第一、二趾间，趾蹼缘后方赤白肉际间处。

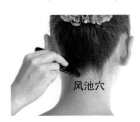

风池穴

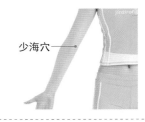

少海穴

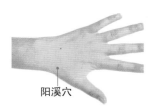

阳溪穴

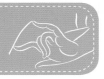

咽 痛

　　咽痛是咽部常见症状，主要由咽部疾病引起，也可是咽部邻近器官或全身疾病在咽部的表现，咽痛的典型症状包括咽后壁烧灼样疼痛，特别在吞咽时，并且可能颈部有压痛。

　　出现以下情况应去就医：

　　1.体温高于38℃并无其他感冒征象；

　　2.有流感样症状，几天内未见好转，这可提示为传染性单核细胞增多症；

　　3.任何声嘶超过两周，这可能是咽喉癌或口腔癌的指征；

　　4.咽痛持续1周以上，伴有鼻流涕；

　　5.咽痛伴有流涎，或有吞咽和呼吸困难。

穴位

水突

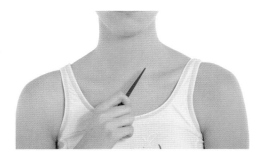
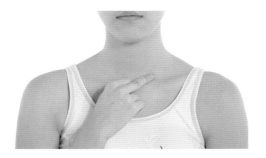

取穴：在颈部，胸锁乳突肌的前缘，当人迎穴与气舍穴连线的中点。

手法：中指和示指指腹轻轻揉按。

治疗：咽喉肿痛、气喘咳嗽、偏头痛、甲状腺肿。

属：足阳明胃经。

同经其他重点穴：厉兑，内庭。

天突

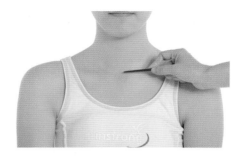 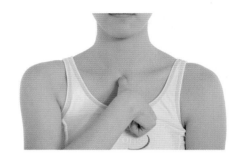

取穴：位于颈部，当前正中线上胸骨上窝中央。

手法：右手拇指呈屈曲状用指面按压天突穴，并转揉压迫30～60秒，并屏住呼吸30～60秒。

功效：宣肺降痰、平喘息。

治疗：支气管哮喘、咽喉炎、甲状腺肿大、食管炎、癔症。

属：任脉。

同经其他重点穴：神阙、气海。

人迎

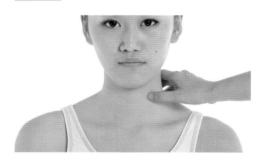 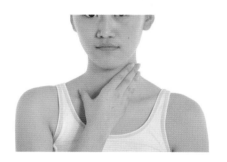

取穴：颈部，前颈喉结外侧大约1寸处。

手法：抚摸法。不要使劲去点，否则容易咳嗽。平常只要抚摸它、捋顺它、帮助它疏通就可以了。

功效：调理阴阳。

治疗：咽喉肿痛、气喘、瘰疬、瘿气、高血压。

属：足阳明胃经。

同经其他重点穴：厉兑、内庭。

天鼎

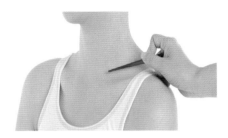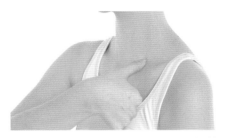

　　取穴：位于人体的颈外侧部，胸锁乳突肌后缘，当喉结旁，扶突穴与缺盆穴连线中点。

　　手法：拇指轻揉按。

　　治疗：咽喉、颈肩、上肢疾病的要穴。

　　属：手阳明大肠经。

　　同经其他重点穴：迎香、曲池。

艾灸疗法

　　取穴：涌泉穴。

　　手法：点燃艾条一端后，灸火约离皮肤5～10厘米，采用温和悬灸法，使患者局部有温热感而无灼痛为宜；施灸30分钟，以局部皮肤呈红晕为度；每日灸治1次，灸治1周为1疗程。

　　功效：补肾助阳和引火归原。

小动作

　　穴位：肺痛敏感点。

　　手法：用探棒找出敏感点，将油菜子用胶布贴压穴位处，每日按揉2次，每次3～5分钟，3日为1个疗程。可连续贴2～3个疗程。

脱 发

中医学认为本病有两种原因：一是血热风燥，血热偏胜，耗伤阴血，血虚生风，更伤阴血，阴血不能上至巅顶濡养毛根，毛根干涸，或发虚脱落；二是脾胃湿热，脾虚运化无力，加之恣食肥甘厚味，伤胃损脾，致使湿热上蒸巅顶，侵蚀发根，发根渐被腐蚀，头发则表现黏腻而脱落。

穴位

百会

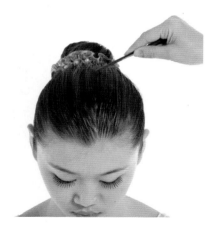
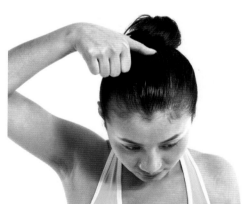

取穴：头顶正中心，可以通过两耳尖直上连线中点。

手法：拇指揉按1～2分钟。

功效：升阳举陷，益气固脱。

治疗：头痛、眩晕、癫狂、中暑。

属：督脉、足太阳膀胱经之交会。

生发

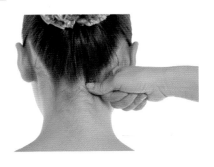 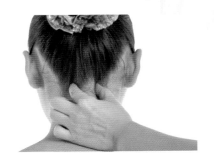

取穴：风池穴、风府穴连线中点。

手法：用拇指推按、叩击手法，指压穴位2～3分钟，每日1次。

功效：通经络，养血活血，滋养濡润。

治疗：脱发、斑秃。

属：阿是穴。

防老

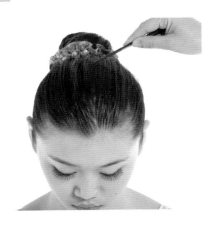 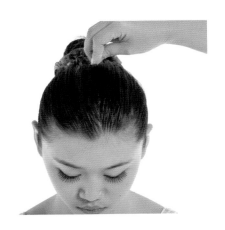

取穴：百会穴后1寸。

手法：将手指聚拢成梅花形，在防老穴及斑秃部位快速而有节奏地轻轻叩击
3～5分钟。

功效：补气血生发。

治疗：脱发。

属：阿是穴。

肾俞

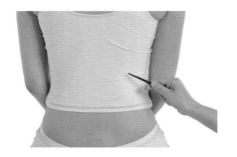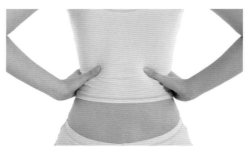

取穴：在第二腰椎棘突旁开1.5寸处。

手法：两手叉腰，将拇指按在同侧肾俞穴，其余四指附在腰部，适当用力揉按30～60秒。

功效：温补肾阳，强腰壮骨。

治疗：遗尿、遗精、阳痿、月经不调、水肿、耳鸣耳聋、腰痛。

属：足太阳膀胱经

同经其他重点穴：大杼、风门。

循经推拿法：用手掌沿着足太阳膀胱经由下而上轻轻推擦5次。每日2遍。

小动作

头皮按摩也能促进血液循环，使毛囊获得所需的营养物质，调节皮脂分泌，促使头发的生长良好，增进局部的新陈代谢，并且能延长头发的寿命。

头皮按摩

双手各指张开稍弯曲，以手指头末端（也可用手掌心）按压住头皮，略微用力，推动头皮，使头皮和头骨之间有小幅度来回移动。忌不要用力叩击头部，手指和头皮之间位置不移动。5～10分钟后，头皮发热为宜。每日2～3次，且要持之以恒。

梳头

用黄杨木梳或猪鬃头刷，既能去除头屑，增加头发光泽，又能按摩头皮，促进血液循环。

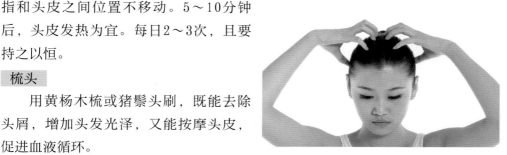

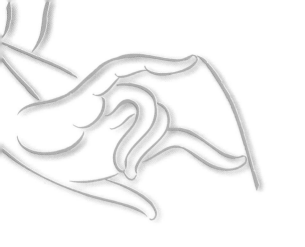

【第五章】

身体各系统的小病痛

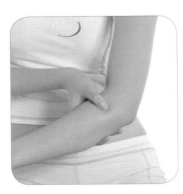

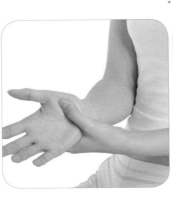

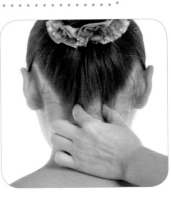

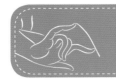

感 冒

中医认为，外感六淫邪气，从口鼻窍侵袭人体，导致肺失宣降，营卫失调。

感冒是急性传染性鼻炎，俗称"伤风"，是由呼吸道病毒引起的。病毒从呼吸道分泌物中排出并传播，当机体抵抗力下降，如受凉、营养不良、过度疲劳、烟酒过度、全身性疾病及鼻部本身的慢性疾病影响呼吸道畅通等，容易诱发感染。普通感冒起病较急，早期症状有咽部干痒或灼热感、喷嚏、鼻塞、流涕，开始为清水样鼻涕，2～3天后变稠；可伴有咽痛；一般无发热及全身症状，或仅有低热、头痛。若无并发症，病程一般经5～7天痊愈。 当感冒数天后，发热仍不退，且有脓痰咳出，就应注意细菌的混合感染，应及时到医院诊治，以防转变为支气管炎。

穴位

曲池

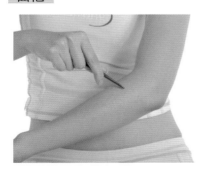 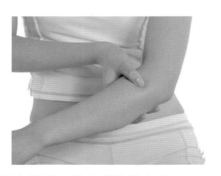

取穴：在肘横纹外侧端，屈肘，当尺泽与肱骨穴外上髁连线中点。

手法：拇指按压，有酸重感。

功效：清热凉血，消风止痒。

治疗：咽喉肿痛、齿痛、目赤痛、瘰疬、风疹、上肢不遂、腹痛吐泻、热病。

属：手阳明大肠经。

同经其他重点穴：迎香、合谷。

鱼际

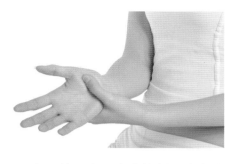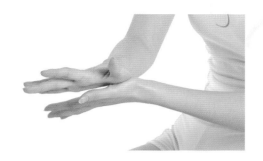

取穴：第一掌骨中点桡侧，赤白肉际处。

手法：拇指大力按揉大鱼际3分钟，以产生酸疼感为好，双侧交替进行；或两个大鱼际向相反方向对搓，大约搓1～2分钟，至整个手掌发热。

功效：解表、利咽、化痰。

治疗：咽干、咳嗽、小儿疳积。

属：手太阴肺经。

同经其他重点穴：少商、列缺。

风池

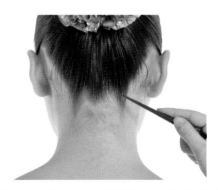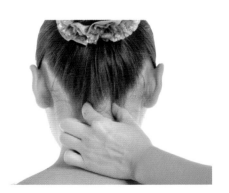

取穴：项部，当枕骨之下，与风府穴相平，胸锁乳突肌与斜方肌上端之间的凹陷处。

手法：可用示指、拇指同时指揉按对称两穴，每日2～3分钟。

功效：壮阳益气。

治疗：头痛、眩晕、落枕。

属：足少阳胆经。

同经其他重点穴：肩井、阳陵泉。

迎香

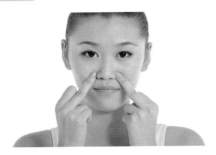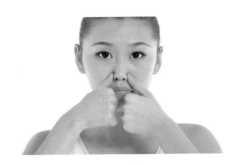

取穴：鼻翼外侧缘，鼻唇沟内。

手法：两手中指指尖点按此穴1分钟，或将一手拇指和示指分别按压在鼻翼两侧的迎香穴，先用指端按揉片刻，再沿鼻唇沟上下按摩，使穴位局部发热，即可感觉鼻中通畅，呼吸顺利。

功效：宣通鼻窍，疏散风寒。

治疗：多涕、嗅能减退、颜面神经麻痹。

属：手阳明大肠经。

同经其他重点穴：商阳、合谷。

风门

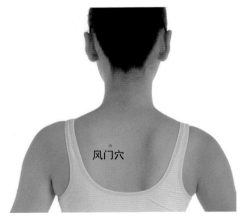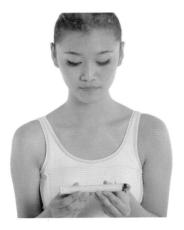

功效：宣肺解表，祛风通络，主治一切风证，多用于预防感冒。

手法：采用隔姜灸法，在感冒流行期间，每日灸1次，每次5～10分钟，连灸10日。

属：足太阳膀胱经。

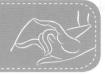

咳　嗽

中医认为，因为咳嗽日久，气血不足，气不得降，逆而成咳。阴虚有燥，肺金不润，肺失宣降，气机不畅所以咳嗽。当天气转凉或季节更变时，肺卫不足，不能及时抵御外界的风寒之邪气，机体受邪，风寒束于表，太阳经脉不通，所以咳嗽加重，还有头痛的表现。

穴位

少商

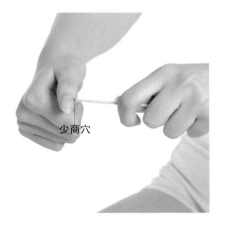

少商穴

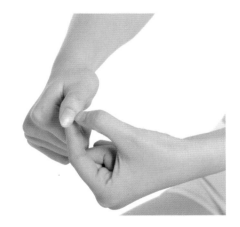

取穴：拇指桡侧指甲角旁0.1寸。

手法：拇指指尖点按或三棱针点刺放血。

功效：清肺热。

治疗：咽喉肿痛、咳嗽、发热。

属：手太阴肺经。

同经其他重点穴：列缺、尺泽。

尺泽

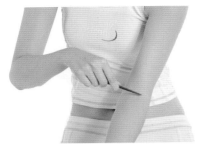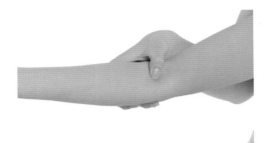

取穴：先将手臂上举，在手臂内侧中央处有粗腱，腱的外侧即是此穴（或在肘横纹中，肱二头肌桡侧凹陷处）。

手法：用拇指指腹放在穴位处，其余四指放在合适的部位，相对揉捻左右侧尺泽穴各2～3分钟，有酸麻胀感向上传导为宜。

功效：降逆平喘，清肺止咳。

治疗：咳嗽、气喘、咽喉肿痛、手臂挛痛。

属：手太阴肺经。

同经其他重点穴：鱼际、少商。

膻中

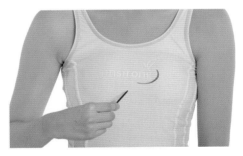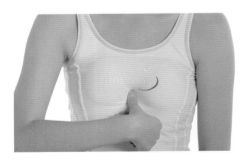

取穴：在前正中线上，两乳头之间，平第四肋间隙处。

手法：用拇指指腹按揉膻中穴36次，其胸部有温热感效果为佳，或根据病情掌握按揉次数；或两只手掌面自膻中穴沿胸肋向两侧推抹至侧腰部，20次左右。

功效：宽胸理气、活血通络。

治疗：咳嗽、气喘、胸痛、心烦。

属：任脉。

同经其他重点穴：神阙、气海。

中府

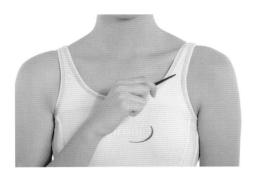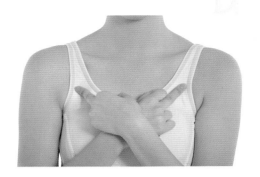

取穴：在胸壁的外上部，平第一肋间隙，距胸骨正中线6寸处取穴。

手法：以双手中指或拇指同时压两边的中府穴，一次至少压5下效果较好，每下压3～5分钟。

功效：宽胸利膈。

治疗：咳嗽、腹胀、肩背痛。

属：手太阴肺经。

同经其他重点穴：鱼际、少商。

拔罐疗法

取穴：大椎、肺俞、风门。

选穴依据：肺俞为肺脏经气输注、转输之处，风门解表宣肺、大椎肃肺降气。拔取三穴可使肺部经络通畅、气血活动旺盛，宣肃之功得以恢复。

手法：选取大小适宜的玻璃火罐，用贴棉法吸拔大椎及肺俞、风门穴，留罐10～15分钟，以局部组织充血或轻度瘀血为度每日1次，7日1个疗程。

精油疗法

成分：薰衣草、尤加利、茶树。

功效：治疗呼吸系统感染，帮助免疫系统抵抗传染性疾病，净化杀菌。

使用：可用于局部穴位或肺经经络反射区按摩。

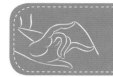

心悸心慌

中医认为，心悸心慌是因外感或内伤，致气血阴阳亏虚，心失所养或痰饮瘀血阻滞，心脉不畅，引起以心中急剧跳动，惊慌不安，甚则不能自主为主要临床表现的一种病症。

心悸心慌常常被人描述为"心脏跳到嗓子了"，这是自我感觉的心跳或心前区不适感，是由心跳过快、过慢、心律失常引起。一般认为与心脏活动过度有关。健康人在情绪波动、精神紧张、受到惊吓、体育锻炼、重体力劳动、大量吸烟、过量饮酒、喝浓茶后都有可能发生，会随着诱发因素的停止很快消失。

穴位

少冲

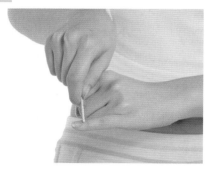
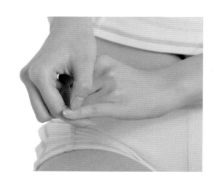

取穴：小指指甲下缘，靠环指侧的边缘上。

手法：用右手拇指和示指的指端按压左手小指少冲穴，每次切压3~5分钟，可连续切压，症状逐渐缓解。

功效：泄热醒神。

治疗：心悸、心痛、胸胁痛、癫狂、热病、昏迷。

属：手少阴心经。

同经其他重点穴：阴郄、少府。

极泉

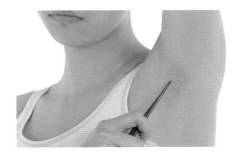 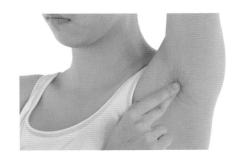

取穴：上臂外展，在腋窝顶点，即腋窝中部有动脉搏动处取穴。

手法：手指用力向内钩按弹拨，直至使患者手指有酸麻感、触电感。

功效：宽胸宁神。

治疗：心痛、目黄、胸胁痛、腋下肿、肩臂不举。

属：手少阴心经。

同经其他重点穴：阴郄、少府。

至阳

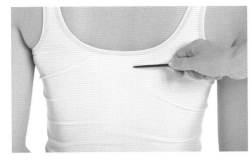 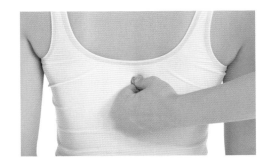

取穴：后正中线上，第七胸椎棘下。

手法：可取一个一角硬币，或其他边缘光滑的硬板，用右手示指、拇指夹持，以硬币或硬板的横缘抵住至阳穴，给予重压，局部可有酸胀感。一般在按压至阳穴1分钟之内心绞痛即可缓解，可维持作用时间达20分钟，与舌下含服硝酸甘油片作用相仿。

功效：疏通阳气，温经散寒。

治疗：腰背疼痛、胸胁胀痛、腹痛黄疸、咳嗽气喘。

属：督脉。

同经其他重点穴：大椎、腰阳关。

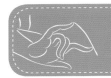

胸闷气短

中医称之为胸痹。主要症状是胸部闷痛。胸痹的病位在心，但它的发病与肝、脾、肾都有密切的关系。中医认为胸痹的病因与本虚邪实有关。本虚指的是脏腑的亏虚，气血的不足；邪实指的是饮食不节，情志失调以及外界气候变化的干扰所造成的痰湿、瘀血、寒凝等因素。

穴位

膻中

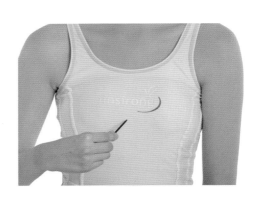 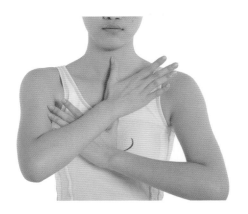

取穴：在前正中线上，两乳头之间，平第四肋间隙处。

手法：两只手掌面分别自膻中穴沿胸肋向两侧推抹至侧腰部，20次左右。或掌根按揉膻中穴36次，其胸部有温热感效果好，或根据病情掌握按揉次数。

功效：宽胸理气、活血通络。

治疗：咳嗽、气喘、胸痛、心烦。

属：任脉。

同经其他重点穴：神阙、气海。

神门

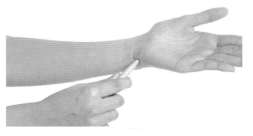 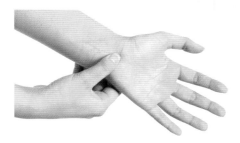

取穴：腕掌侧横纹上，豌豆骨的下缘。

手法：用按摩棒或拇指点按1分钟。

功效：补益心气。

治疗：心烦、高血压、胸胁痛。

属：手少阴心经原穴。

同经其他重点穴：阴郄、少府。

足临泣

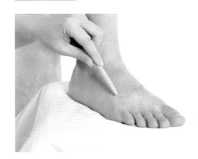 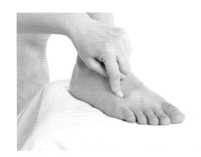

取穴：足背外侧，当足4趾本节（第四趾关节）的后方，小趾伸肌腱的外侧凹陷处。

手法：示指指腹点按1分钟。

功效：升发人体少阳之气，解散肝胆郁结之气。身体上一味类似于小柴胡汤功效的大药。常被医家忽视，却被道家重视。

治疗：胆经头痛、腰痛、肌肉痉挛、眼疾、胆囊炎、脑卒中、神经衰弱。

属：足少阳胆经。

同经其他重点穴：肩井、阳陵泉。

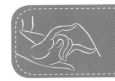

高血压

高血压病的发病原因，可概括为先天禀赋异常，七情失节，内伤虚损，忧思劳倦等，所引起的肝肾阴阳失衡，气血功能逆乱。

高血压病临床上多采用中西医结合，小剂量、多种药物联合及交替使用，以期减少不良反应，防止或延缓产生耐药性。高血压患者进行药物治疗的同时，常嘱咐患者采用自我按摩疗法防治高血压，可有效地防止药物的不良反应，且效果明显。

穴位

三阴交

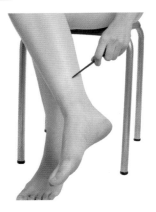 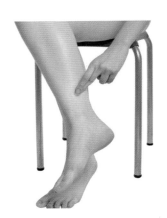

取穴：内踝尖上3寸，胫骨后缘。

手法：用示指和中指揉捻，每次大约揉捻2～3分钟，做完左侧再做右侧。

功效：调补精血。

治疗：痛经、围绝经期综合征、小儿遗尿。

属：足太阴脾经，系足三阴经之会。

同经其他重点穴：隐白、地机。

选穴理由：足部三条阴经的交会穴，肝藏血，脾统血，肾藏精，精又生血。绝大部分高血压患者的三阴交都会特别敏感，拇指一按马上就有酸痛胀的感觉，如果每日按压都有这种感觉，那三阴交的降压效果就出来了，如果按揉时感觉不强烈了，那就说明此穴敏感度下降，要更加强烈刺激，每日按摩10分钟以上，使其重新恢复活力。

悬钟

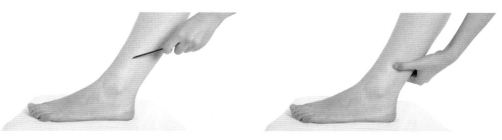

取穴：外踝尖上3寸，腓骨后缘1寸处。

手法：两手拇指从上往下分别按摩两腿悬钟穴1～2分钟。

功效：平肝息风，舒肝益肾，疏通经络，被称为"人体天然的降压穴"。

治疗：半身不遂、颈项僵痛、高血压。

属：足少阳胆经，系足三阳之大络，又是八会穴中的髓会。

涌泉

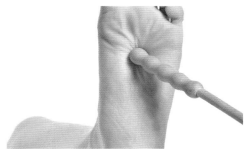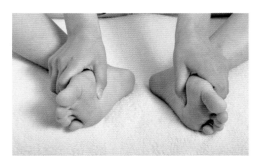

取穴：足掌心前1/3与2/3交界处，即足心与足底弓起时的凹陷处。

手法：取坐位于床上，用两手拇指指腹自涌泉穴推向足趾方向，出现局部热感后再终止操作，每日1～2次。一般足浴、按摩涌泉穴两者常同时进行，可每晚用花椒水洗脚后，常用左手心按摩右足心、用右手心按摩左足心各100次。

功效：引热下行，壮体强身。

注意

按摩时只能搓向足趾方向，不可回搓。

耳穴

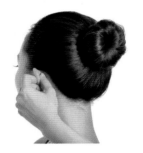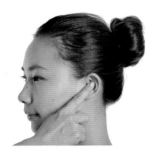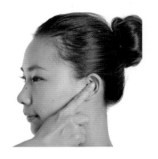

取穴：降压沟、降压点、肝穴、肾穴、内分泌穴、肾上腺穴、耳轮部、耳背部。

手法：用双手示指或示指及中指的指腹，从上而下按摩双耳背之降压沟5分钟，频率为每分钟约90次，以红热为度；捻耳轮部5分钟，频率为每分钟约90次，重点捻耳尖；掌擦耳背部，频率为每分钟约120次；其余穴位用耳压法贴王不留行子治疗，每次轮替选用3～4个穴位，左右耳交换治疗。如是轻型高血压，贴丸后每日早晚两次按压即可，如是中型或重型患者应适当增加按压次数。还可配压涌泉穴5分钟，频率为每分钟约180次。

注意

按摩耳背下耳根有升压作用，应禁止按摩。

小动作

干梳头：取坐式，双手十指从前发际梳至后发际，次数不限，但至少10遍。

耳尖放血：血压急剧升高时，可行此法，有效便捷。因耳尖气血比较薄弱，也是气血容易阻塞的地方，把耳尖疏通开，就可以减缓血压对头部的压力。而后，血压会迅速降低。

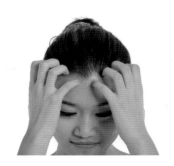

脑卒中后遗症

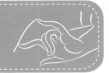

　　脑卒中后遗症为一侧上下肢瘫痪无力、肌肤不仁、口眼喝斜、时流口水、面色萎黄、舌强语謇。若不及时治疗，则肢体逐渐痉挛僵硬，拘坚不张。久之，便产生肢体失用性强直，挛缩，导致肢体畸形和功能丧失。

穴位

头面部操作

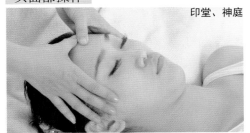

印堂、神庭

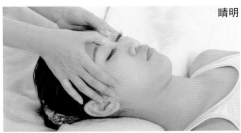

睛明

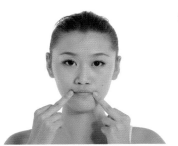

地仓

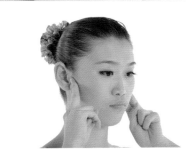

下关

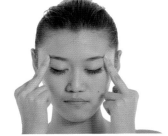

太阳

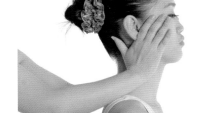

太阳

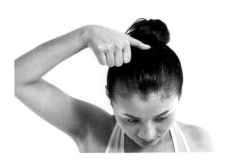
百会

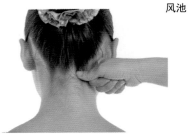
风池

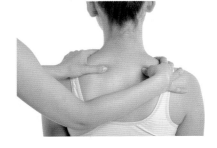
肩井

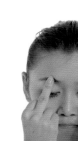
鱼腰

取穴：印堂、神庭、太阳、鱼腰、迎香、下关、颊车、地仓、人中等穴。

手法：一指禅推法、按法、揉法、扫散法、拿法等。

操作方法：仰卧位，医者坐于一侧。先推印堂至神庭；而以一指禅自印堂依次推自睛明、阳白、太阳、四白、迎香、下关、颊车、地仓、人中等穴，往返数遍；按揉百会穴片刻，再横行推到耳郭上方发际，往返数次，强度要大，以微有胀痛为佳；拿风池、拿肩井，扫散法施于头部两侧；用鱼际轻柔痉挛一侧面颊部。头面部操作一般需10～15分钟。

上肢部操作

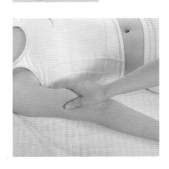 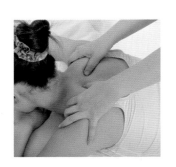 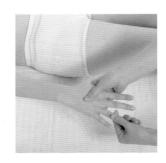

取穴：肩髃、肩髎、臂臑、曲池、手三里、合谷等穴。

手法：按法、揉法、摇法、抖法、捻法等。

操作方法：仰卧位或侧卧位，医者站于患侧。先按揉肩后侧，继之肩关节周围，再移之上臂，依次上肢的后侧、外侧与前侧（从肩至腕）往返数遍，然后按揉上述诸穴；轻摇肩关节、肘关节及腕关节，从上至下拿捏上臂数遍；抖上肢、捻五指、拔伸指关节。上肢部操作一般需10～15分钟。

腰背及下肢部操作

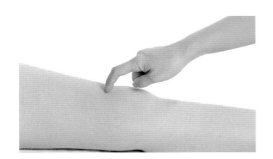
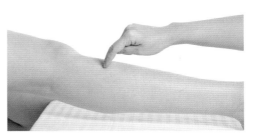
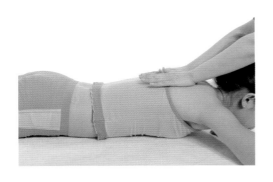
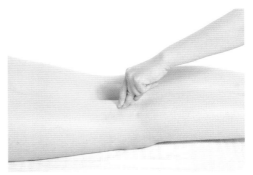

取穴：髀关、伏兔、风市、梁丘、血海、足三里、八髎、环跳、承扶、委中、承山、阳陵泉、腰骶部等。

手法：按法、揉法、擦法、拿法、拍打法、摇法等。

操作方法：仰卧位，医者站于患侧，先大腿前侧、外侧及内侧往返数遍；然后按揉髀关、伏兔、风市、梁丘、血海、足三里、解溪等穴；轻摇髋、膝、踝关节，拿捏大腿至小腿往返数次。或俯卧位，医者站于患侧，先推督脉与膀胱经脉至骶尾部，继之以㨰法在膀胱经上下往返数次，再沿臀部、大腿及小腿后侧膀胱经施治；按揉背部腧穴、环跳、承扶、委中、承山、阳陵泉等穴；拿昆仑、太溪穴，擦腰背、骶部，以发热为度。

小动作

语言謇涩：重点按揉涌泉、通里、风府穴。

口角流涎：按揉面部一侧与口角，再推摩承浆穴。

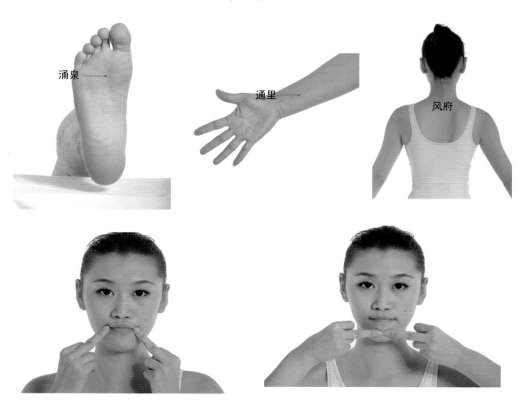

> 注意
>
> （1）急性期不久，病情刚稳定，早期治疗手法应轻巧柔和，避免强刺激。
>
> （2）患者应保持情绪安定，生活要有规律，禁忌烟、酒、辛辣等刺激性食物以及高脂肪食物。
>
> （3）要及时进行早期功能锻炼，在医师的指导下循序渐进。

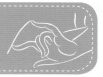

呃 逆

    中医认为发生呃逆的原因很多，有由于过食生冷食物或苦寒药物引起的；有由于过食辛热食物或辛燥药物引起的；有由于精神刺激情志失调，胃气郁逆引起的；也有由于久病，重病，脾胃虚寒而引起的。辨证治疗宜分清寒、热、虚、实。应以和胃降气平呃为主。

穴位

内关

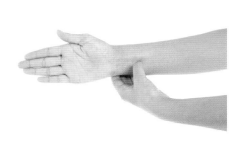
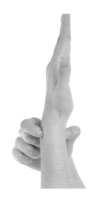

取穴：手臂内侧中线，腕横纹以上三指两筋间。

手法：拇指或示指指尖垂直按压。

功效：和胃理气，调节心气。

治疗：孕吐、头痛、心绞痛。

属：手厥阴心包经阴维之会。

同经其他重点穴：曲泽、劳宫。

膈俞

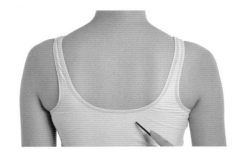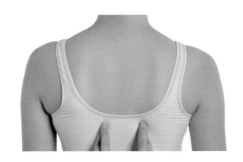

取穴：在背部，当第七胸椎棘突下，旁开1.5寸。

手法：中指指腹揉按对称双侧两穴。

功效：理气宽胸，活血通脉。

治疗：呕吐、胃炎。

属：足太阳膀胱经。

同经其他重点穴：大杼、承扶。

天突

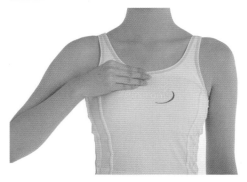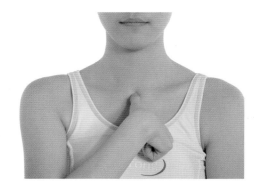

取穴：胸骨上窝中央。

手法：右手拇指呈屈曲状用指腹按压天突穴，并转揉压迫30～60秒，并屏住呼吸30～60秒。

功效：降气宽胸。

治疗：支气管哮喘、咽喉炎、甲状腺肿大、食管炎、癔症。

属：任脉。

同经其他重点穴：神阙、气海。

足穴

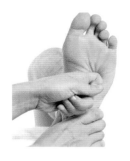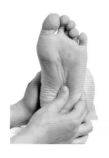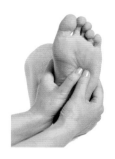

取穴：脑、垂体、胃、食管、胸膈反射区。

手法：用单示指叩拳法依次点压垂体、脑、胃、食管、胸膈反射区各半分钟。

小动作

取一根细棒，一端裹上棉花（也可用竹筷的细端包上棉花代替），放入患者口中，用其软端按软腭前端正中线一点，此点的位置正好在硬、软腭交界处稍后面。一般按摩1分钟就能有效地控制呃逆。

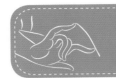

恶心呕吐

中医认为，呕吐症状起因于胃失和降，则可气逆于上，若邪气犯胃，则发生呕吐。

恶心和呕吐，是两个常见症状，而这两个症状又多相依而少相离。出现恶心呕吐的原因较多，一般可根据其表现特征进行自我诊断，并采取相应的处理办法。

穴位

内关

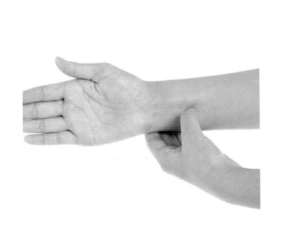
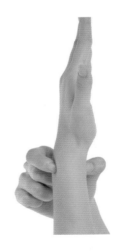

取穴：手臂内侧中线，腕横纹以上三横指两筋间。

手法：拇指或示指指尖垂直按压。

功效：和胃理气，调节心气。

治疗：孕吐、头痛、心绞痛。

属：手厥阴心包经阴维之会。

同经其他重点穴：曲泽、劳宫。

中脘

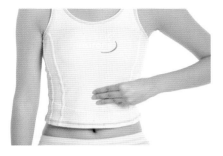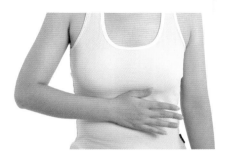

取穴：腹正中线上，脐上4寸。

手法：取坐位或仰卧位，以左手或右手掌掌根对中脘穴进行按揉，时间30～60秒。

功效：疏肝和胃、止痛、止吐。

治疗：胃痛、呕吐、腹胀。

属：任脉。

同经其他重点穴：神阙、气海。

足三里

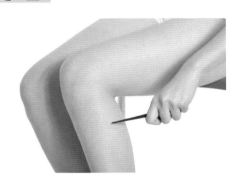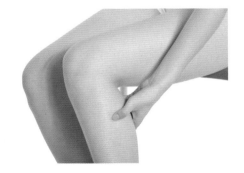

取穴：由外膝眼向下量四横指，在腓骨与胫骨之间，由胫骨旁开一横指。

手法：每日用拇指或中指按压足三里穴一次，每次按压5～10分钟，每分钟按压15～20次，注意每次按压要使足三里穴有针刺一样的酸胀、发热的感觉。

功效：理脾胃、调气血、主消化、补虚弱之功效。

治疗：腹胀、腹痛、食欲缺乏、泄泻、便秘、四肢无力。

属：足阳明胃经之合穴，是五输穴之一，其性属土经土穴。

同经其他重点穴：厉兑、内庭。

脾俞

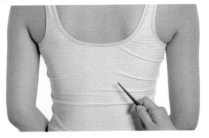 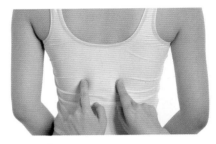

取穴：在背部，当第十一胸椎棘突下，旁开1.5寸。

手法：示指揉按两侧脾俞1～3分钟。

功效：调理脾气、运化水谷、渗利除湿、和营统血。

治疗：胃炎、消化不良、食欲缺乏，急慢性肠炎、痢疾、泄泻、肝炎。

属：足太阳膀胱经。

同经其他重点穴：胃俞、心俞。

敷贴疗法

手法：中指或示指按揉1～2分钟。

贴敷前用温水洗净并擦干脐部，用新鲜生姜5克切成碎末贴敷于患者神厥穴（肚脐），外用医用透明薄膜敷贴固定。并取生姜15克切成3厘米×3厘米×0.2厘米大小的薄片2片，分别贴敷于患者左右手腕的内关穴（前臂掌侧，腕横纹上三横指），同上法固定生姜片。每4小时更换1次，连续贴敷5天。

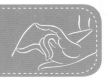

胃 痛

胃痛，中医称为胃脘痛，属于消化系统疾病。引起胃脘痛的主要原因有：病邪犯胃，感受外寒；过食生冷或肥甘厚味，或暴饮暴食等；忧思恼怒，气郁伤肝，肝失疏泄，气逆犯胃；再者是饮食、劳倦等因素久伤脾胃，导致中气不足、脾胃虚寒。

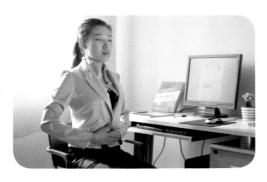

穴位

中脘

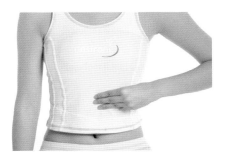 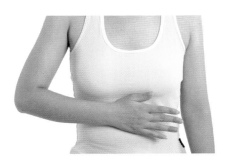

取穴：腹正中线上，脐上4寸。

手法：取坐位或仰卧位，以手掌掌根对中脘穴进行按揉，时间30～60秒。

功效：疏肝和胃、止痛、止吐。

治疗：胃痛、呕吐、腹胀。

属：任脉。

同经其他重点穴：神阙、气海。

内关

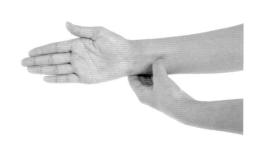 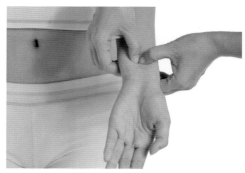

取穴：手臂内侧中线，腕横纹以上三横指两筋间。

手法：双手拇指指端垂直按压。

功效：和胃理气，调节心气。

治疗：孕吐、头痛、心绞痛。

属：手厥阴心包经阴维之会。

同经其他重点穴：曲泽、劳宫。

足三里

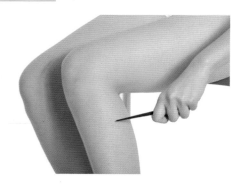 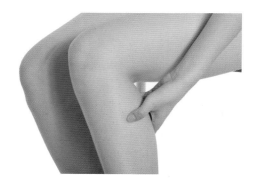

取穴：由外膝眼向下量四横指，在腓骨与胫骨之间，由胫骨旁开一横指。

手法：每日用拇指、示指按捏足三里穴一次，每次每穴按压5～10分钟，每分钟按压15～20次，注意每次按压要使足三里穴有针刺一样的酸胀、发热的感觉。

功效：理脾胃、调气血、主消化、补虚弱之功效。

治疗：腹胀、腹痛、食欲缺乏、泄泻、便秘、四肢无力。

属：足阳明胃经之合穴，是五输穴之一，其性属土经土穴。

同经其他重点穴：厉兑、内庭。

梁丘

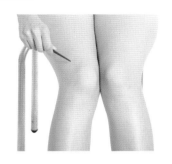 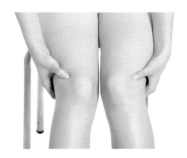

取穴：伸展膝盖用力时，筋肉凸出处的凹洼；从膝盖骨右端，约三横指左右的上方。

手法：双手拇指指腹放在同侧梁丘穴上，其余四指紧附旁边，适当用力揉按30～60秒。

功效：理气和胃，通经活络。

治疗：胃痉挛、腹泻、膝肿痛、水肿。

属：足阳明胃经。

同经其他重点穴：厉兑、内庭。

足穴

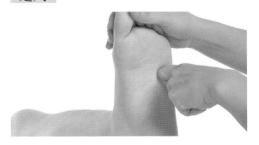 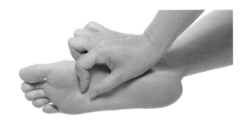

取穴：肾、输尿管、膀胱、胃、十二指肠、头、心、肝、胆囊、甲状旁腺反射区。

手法：用单示指叩拳法点压肾、输尿管、膀胱、胃、十二指肠、头、心、肝、胆囊反射区各半分钟；用双指钳法按压甲状旁腺反射区半分钟。

刮痧疗法

取胃俞、脾俞、命门、足三里、中脘、天枢穴，每次刮痧以出痧为度，间隔3日（一般以皮肤痧退为准），7次为1个疗程。

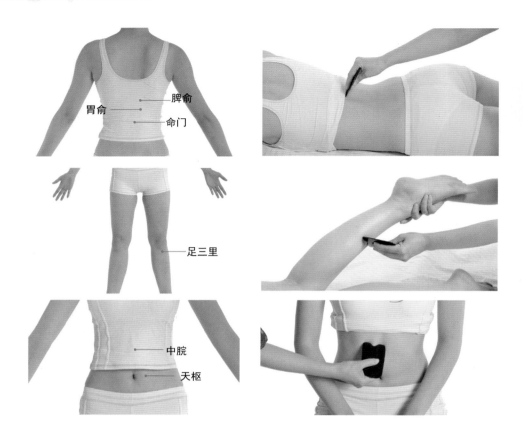

脾俞
胃俞
命门
足三里
中脘
天枢

其他疗法

腹部按摩

用摩法以神阙穴为中心，顺时针环形按摩，手法柔和，节奏均匀，以透热为度，每次10分钟。

推背捏脊

在背部两侧膀胱经自上而下反复推擦以皮肤微红透热为度，然后再由八髎始自下而上行捏脊疗法。

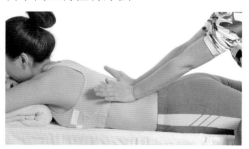
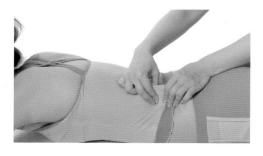

消化不良

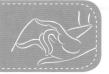

中医认为脾胃为"后天之本，气血生化之源"，饮食水谷须经胃的腐熟、脾的运化才能转化成为能被人体所利用的精微物质。脾主升清，胃主受纳，如脾胃升降失常，则表现为饱胀、厌食、嗳气等症状。故通过调摄饮食，以益胃健脾，使脾胃功能正常，是治疗胃胀胃痛的一项重要措施。在日常饮食调护过程中，应注重定时、定量、少食多餐为宜，从而改善由于胃动力不足、排空迟缓所造成的饱胀、胃痛等症状。

穴位

天枢

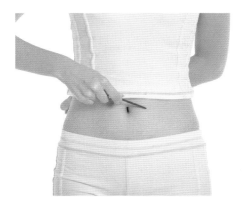 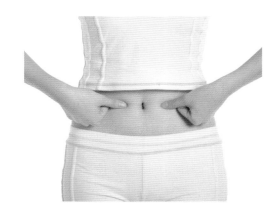

取穴：肚脐左右两拇指宽处。

手法：两个拇指顶在天枢穴位置，然后做轮转按摩即可。

功效：调畅脏腑气机。

治疗：急慢性胃炎、急慢性肠炎、阑尾炎、肠麻痹、细菌性痢疾、消化不良。

属：足阳明胃经。

同经其他重点穴：厉兑、内庭。

大横

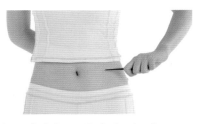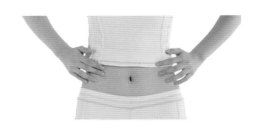

取穴：腹中部，脐中旁开4寸。

手法：将自己两掌平放于中腹，两中指正对于脐中，稍加用力后顺时针方向揉动，令腹内有热感为佳。

功效：温中散寒、调理肠胃

治疗：泄泻，便秘，腹痛。

属：足太阴脾经。

同经其他重点穴：地机、血海。

小动作

1.用双手拇指贴于胸前，其余四指贴于两腋下，相对用力提拿胸部肌肉，提拿一下，放松一下，同时由内向外移动，重复3遍。

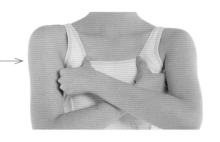

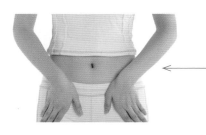

2.从腹中线向两侧分推，由上腹部向下腹部依次分推，反复3遍。

3.用双手拿捏腹部。从一侧腹部向对侧进行，上下腹各拿捏1遍。拿捏时，用双手拿起一块腹部肌肉（皮肤、皮下组织及肌肉），轻轻提起稍停片刻，松开前移，再拿捏起一块肌肉，放松再做，重复3遍。

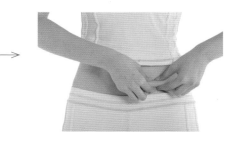

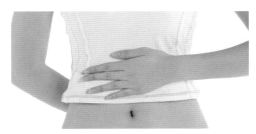

4.用手掌按摩腹部，先从腹中央开始，顺时针环转摩腹，并由内逐渐向外环转，做30～50次；再以逆时针方向由外向内环转30～50次。

精油疗法

成分：柠檬、姜、丁香。

功效：助消化，改善胃部胀气，调节胃酸分泌，保护肠胃功能。

使用：可用于局部穴位或循胃经经络反射区按摩。

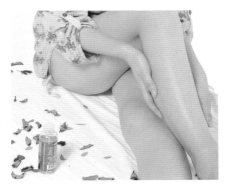

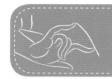

胆结石

中医认为胆结石、胆囊炎属"胁痛""胃脘痛""黄疸"等范畴，是因情志不畅、过食肥甘油腻等导致肝气不舒，脾失健运，湿热内生，热煎胆汁，凝结成石；石阻胆道，遂生诸证。不同类型的胆结石、胆囊炎因表现的症候不同而有不同的治法。

穴位

胆囊穴

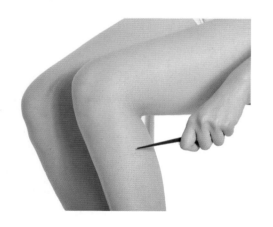 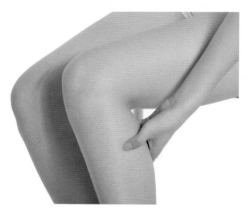

取穴：在小腿外侧上部，当腓骨小头前下方凹陷处，胆经阳陵泉穴直下1～2寸，压痛取穴。

手法：拇指或示指按揉，刺激胆囊穴3～5分钟。每日1次，7日为1疗程。

功效：利胆通络。

治疗：胆道疾病、腰腿痛、下肢痿痹、胸胁痛、慢性胃炎、口眼㖞斜。

阳陵泉

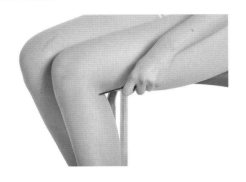 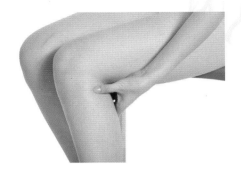

取穴：正坐屈膝垂足位，在腓骨小头前下方凹陷处取穴。

手法：用拇指进行点拨刺激效果最好，每日5分钟。

功效：息风柔肝、清热利胆、舒筋通络、健膝壮腰。

治疗：胆囊炎、落枕、肩周炎。

属：足少阳胆经。

同经其他重点穴：肩井、膝阳关。

胆俞

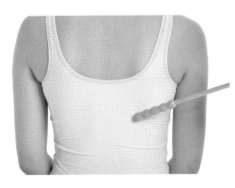 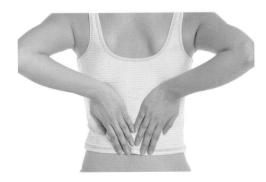

取穴：第十胸椎棘突下，旁开1.5寸。

手法：指压，以患者能耐受为度，每次10～15分钟，痛甚酌情增时。再用双手鱼际循本穴上下推揉30次。

功效：疏肝利胆，清热化湿。

治疗：胸痹、胸闷、溃疡病，呕吐，食管狭窄。

属：足太阳膀胱经。

同经其他重点穴：大杼、天柱。

耳穴

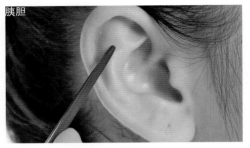
胰胆

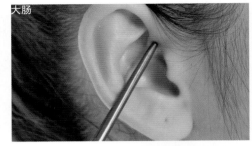
大肠

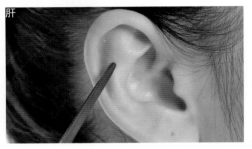
肝

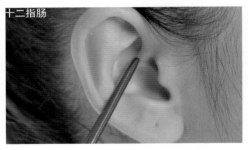
十二指肠

主穴：胰胆穴。

配穴：肝、大肠、十二指肠穴。

手法：用火柴头或牙签在耳部相应穴位上按压，找到敏感点。每日自行按压3～5次，睡前一次。每次按压1～2分钟。

精油疗法

成分：迷迭香、胡萝卜籽、欧薄荷。

功效：保护肝胆，净化体内色素，预防胆囊炎、胆结石。

使用：可用于局部或胆经经络反射区按摩。

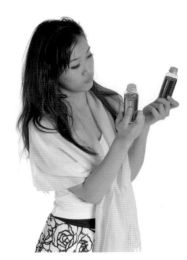

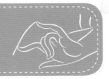

便 秘

　　急性便秘多由肠梗阻、肠麻痹、急性腹膜炎、脑血管意外、急性心肌梗死、肛周疼痛性疾病等急性疾病引起，主要表现为原发病的临床表现。慢性便秘多无明显症状，但神经过敏者，可主诉食欲减退、口苦、腹胀、嗳气、发作性下腹痛、排气多等胃肠症状，还可伴有头昏、头痛、易疲劳等神经官能症症状。由于粪便干硬，或呈羊粪状，患者可有下腹部痉挛性疼痛、下坠感等不适感觉。有时左下腹可触及痉挛的乙状结肠。

　　中医认为，便秘主要由燥热内结、气机郁滞、津液不足和脾肾虚寒所引起。

穴位

　支沟

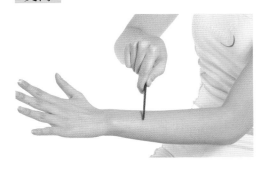 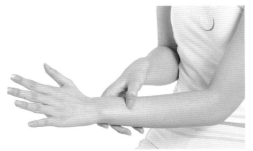

取穴：尺骨与桡骨之间，阳池与肘尖的连线上，手背腕横纹上3寸。

手法：拇指指腹或按摩棒轻轻揉按1～2分钟。

功效：清利三焦，通气降逆，舒筋活血。

治疗：暴喑、耳聋、耳鸣、胁肋痛、呕吐、便秘、热病。

属：手少阳三焦经。

同经其他重点穴：关冲、外关。

下巨虚

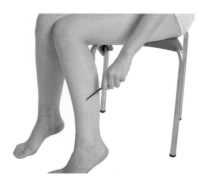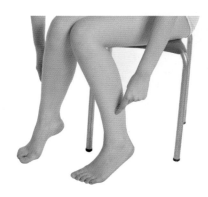

取穴：小腿前外侧，外膝眼（犊鼻）下9寸，胫骨前缘外一横指（中指）处，当上巨虚直下3寸。

手法：示指指腹揉按此穴1分钟。

功效：调肠、清热、通乳。

治疗：急慢性肠炎、风湿性关节炎、脚气症。

属：足阳明胃经。

同经其他重点穴：内庭、厉兑。

大肠俞

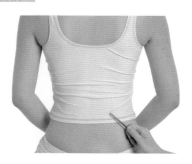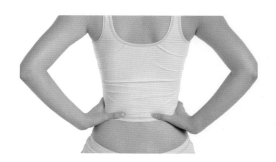

取穴：腰部第四腰椎棘突下（腰阳关）旁开1.5寸处，约与髂嵴最高点相平。

手法：两手屈曲背后用拇指指腹点按同侧大肠俞穴1分钟。

功效：理气降逆，调和肠胃。

治疗：腹胀、泄泻、便秘、腰痛。

属：足太阳膀胱经。

同经其他重点穴：大杼、至阴。

水道

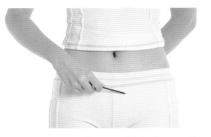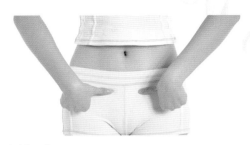

取穴：下腹部，当脐中下3寸，距前正中线2寸。

手法：用拇指或中指同时轻揉对称两穴。

功效：助肾和膀胱，使小便畅通。

治疗：小便不利、痛经、不孕。

属：足阳明胃经。

拔罐疗法

取穴：水道、腹结、大横、天枢、神阙、大肠俞穴。

手法：选用中号或大号玻璃火罐，采用闪罐法依次拔上述诸穴，每日治疗1次，10次为1疗程，应治疗3个疗程。

敷贴疗法

取大黄1份，决明子、山楂、神曲、厚朴各5份，共研粉末，用蜂蜜调成糊状敷贴于脐上神阙穴。

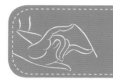

腹 泻

中医认为，饮食不节，损伤脾气，加之进食生冷油腻、情绪波动及寒邪外袭等，重伤于脾，致使脾气虚弱或虚寒，脾失健运，聚而生湿，瘀久化热，甚则伤及脾肾之阳而腹泻。

腹泻不是一种独立的疾病，而是很多疾病的一个共同表现，它同时可伴有呕吐、发热、腹痛、腹胀、黏液便、血便等症状。腹泻伴有发热、腹痛、呕吐等常提示急性感染；伴大便带血、贫血、消瘦等则需警惕肠癌；伴腹胀、食欲差等需警惕肝癌；伴水样便则需警惕霍乱弧菌感染。除此之外，腹泻还可直接引起脱水、营养不良等，具体表现为皮肤干燥、眼球下陷、舌干燥、皮肤皱褶。

穴位

天枢

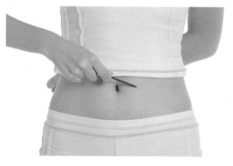 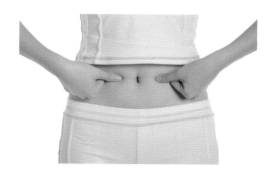

取穴：肚脐左右两拇指宽处。

手法：两个拇指顶在天枢穴位置，然后做轮转按摩即可。

功效：调畅脏腑气机。

治疗：急慢性胃炎、急慢性肠炎、阑尾炎、肠麻痹、细菌性痢疾、消化不良。

属：足阳明胃经。

同经其他重点穴：厉兑、内庭。

阴陵泉

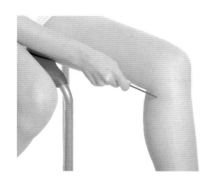 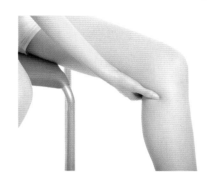

取穴：小腿内侧，膝下胫骨内侧凹陷中，与阳陵泉穴相对（或当胫骨内侧髁后下方凹陷处）。

手法：拇指揉按5分钟。

功效：排渗脾湿。

治疗：膝盖疼痛、晕眩、腹水、腹痛、食欲缺乏、腰腿痛、尿闭。

属：足太阴脾经。

同经其他重点穴：地机、血海。

水分

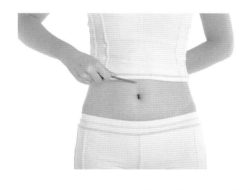 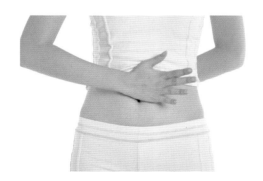

取穴：上腹部，前正中线上，当脐中上1寸。

手法：掌根顺时针按揉。

功效：通调水道、理气止痛。

治疗：腹胀、肠鸣。

属：任脉。

同经其他重点穴：神阙、气海。

梁丘

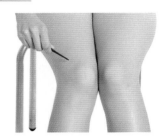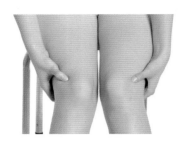

取穴：伸展膝盖用力时，筋肉凸出处的凹洼；从膝盖骨右端，约三横指左右的上方。

手法：双手拇指指腹放在同侧梁丘穴上，其余四指紧附旁边，适当用力揉按30～60秒。

功效：理气和胃，通经活络。

治疗：胃痉挛、腹泻、膝肿痛、水肿。

属：足阳明胃经。

同经其他重点穴：厉兑、内庭。

敷贴疗法

丁香粉、肉桂粉，按1：1比例混合备用，每次取3克，用食醋调匀敷脐（神阙穴），用纱布盖贴，每日1次，10次为1个疗程。

肉桂温中补阳，散寒止痛。丁香清热解毒，利湿消肿。食醋味酸性温，酸入肝经能下气消食，散瘀止痛。丁香、肉桂粉末用食醋调匀，易于药物透入皮肤，敷于神阙穴，对各类腹泻均有不同程度疗效，且对胃肠道功能有良好的调节作用。

精油疗法

成分：欧薄荷、肉桂、杜松子。

功效：促进肠道蠕动，防止或改善肠道阻滞，便秘，痔疮。

使用：将欧薄荷3滴、肉桂2滴、杜松子2滴倒入10毫升葡萄籽油或杏仁油的基底油内混合均匀，可用于上述的穴位或经络反射区按摩。

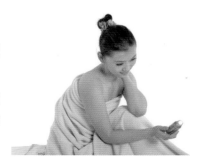

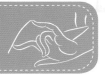

糖尿病

　　糖尿病是一种常见的内分泌代谢紊乱性疾病，是一组遗传和环境因素相互作用而引起的临床综合征，以高血糖为其主要标志；其基本病理为各种原因造成胰岛素相对或绝对缺乏，以及不同程度的胰岛素抵抗，引起糖、蛋白质、脂肪和继发的水、电解质代谢紊乱。糖尿病是一种严重危害人类健康的全球性疾病。当今世界上糖尿病发病率逐年增加。糖尿病被称为"甜蜜的杀手"，其急、慢性并发症是导致这类患者高病死率和高致残率的主要原因。因此，预防糖尿病并发症、减少死亡和残疾发病率已迫在眉睫，不可等闲视之。

　　中医学认为糖尿病主要是由于素体阴虚，五脏柔弱，复因饮食不节，过食肥甘，情志失调，劳欲过度，而导致肾阴亏虚，肺胃燥热；病机重点为阴虚燥热，而以阴虚为本，燥热为标；病延日久，阴损及阳，阴阳俱虚；阴虚燥热，耗津灼液使血液黏滞，血行涩滞而成瘀；阴损及阳，阳虚寒凝，亦可导致瘀血内阻。临床上可见烦渴、多尿、多饮、疲乏、消瘦等表现。

穴位

三阴交

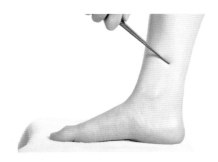
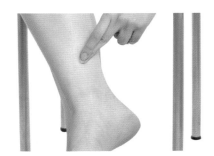

取穴：内踝尖上3寸，胫骨后缘。

手法：用示指、中指揉捻，每次大约揉捻2～3分钟，做完左侧再做右侧。

功效：调补精血。

治疗：痛经、围绝经期综合征、小儿遗尿。

属：足太阴脾经，系足三阴经之会。

同经其他重点穴：隐白、地机。

天枢

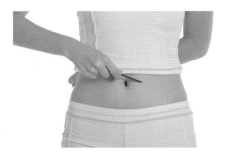
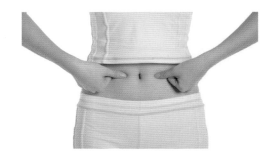

取穴：肚脐左右两拇指宽处。

手法：两个拇指顶在天枢穴位置，然后做轮转按摩即可。

功效：调畅脏腑气机。

治疗：急慢性胃炎、急慢性肠炎、阑尾炎、肠麻痹、细菌性痢疾、消化不良。

属：足阳明胃经。

同经其他重点穴：厉兑、内庭。

中脘

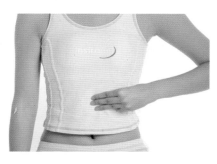
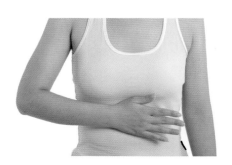

取穴：前正中线，脐上4寸。

手法：用左手大鱼际按于中脘穴，再以右手掌根按压中脘穴，然后，随患者呼吸向下按压，保持按压5分钟，待患者自觉小腹及会阴部或下肢麻胀感后，缓慢抬手，使热流感经膀胱及尿道至下肢足趾。

功效：温补脾肾，清热利湿。

治疗：消化性溃疡、胃痉挛。

属：任脉。

同经其他重点穴：神阙、气海。

气海

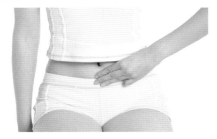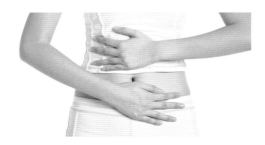

取穴：前正中线上，脐下1.5寸。

手法：先以左掌心紧贴于气海穴的位置，顺时针方向分小圈、中圈、大圈，按摩100～200次；再以左掌心，逆时针方向，如前法按摩100～200次，按摩至有热感，即有效果。

功效：温阳益气、化湿理气。

治疗：男科及妇科疾病，虚脱、乏力。

属：任脉。

同经其他重点穴：神阙、中脘。

小动作

1.推任脉：紧贴腹部，自胸骨下至中极穴用力推擦两分钟左右，中极穴的位置在肚脐下方一横掌处。

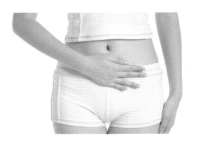

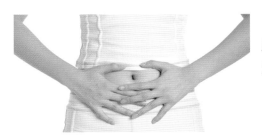

2.横推腹：用手掌的掌根沿一侧侧腰部用力推擦至对侧侧腰部，然后改用五指指腹勾擦回原处，按摩3分钟左右。

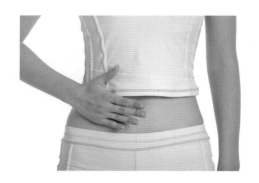

3.抱颤腹部：双手自然交叉，两个手掌的掌根按在双侧大横穴上，大横穴的位置在肚脐两侧的一横掌处，双手环指按在关元穴上，关元穴的位置在肚脐下方四横指处，双手拇指抵住中脘穴，中脘穴的位置在肚脐上方一横掌处，找好位置后，轻轻下压腹部5分钟左右。

足浴疗法

桂枝25克，大黄40克，当归20克，红花20克，乳香30克，没药30克，毛冬青30克。先将药加水浸泡20分钟，煮沸后再煮10分钟，待药液温度降至35℃～40℃时开始泡足，浸泡中逐渐加入热水，使水温维持在40℃左右，水面在踝关节10厘米以上，最好至足三里穴，每次浸泡20分钟，每日1次，4周为1个疗程。

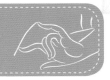

小便不利

本证属中医淋证范畴。临床常有尿频、尿急或尿痛等症。多见于泌尿系统感染、泌尿系统结石、妊娠子宫压迫膀胱、老年前列腺增生等病症。

小便不利症状为小便量减少、排尿困难或小便完全闭塞不通。对于小便不利的治疗不应拘于是主证抑或是某些病症的伴随证状，都宜急则治标，多以通利小便为主，同时要调理脏腑气化功能。

穴位

委中

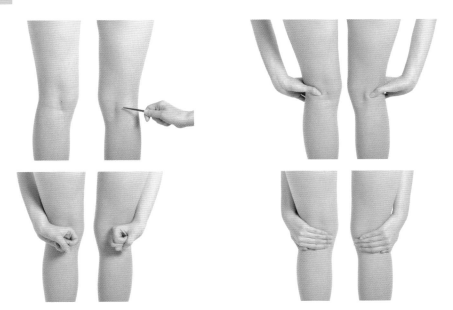

取穴：膝关节后侧，也就是腘窝处，腿屈曲时腘窝横纹的中点。

手法：用两手拇指指端按压两侧委中穴，力度以稍感酸痛为宜，一压一松为1次，连做10～20次。或两手握空拳，用拳背有节奏地叩击该穴，连做20～40次。

或用两手拇指指端置于两侧委中穴处，顺、逆时针方向各揉10次。或摩手至热，用两手掌上下来回擦本穴，连做30次。

功效：舒筋通络、散瘀活血、清热解毒。

治疗：治疗腰背疼痛的要穴。此外可治股膝挛痛、风湿痹痛、小便不利、头痛身热、呕吐泄泻、咽喉疼痛。

属：足太阳膀胱经。

同经其他重点穴：大杼、气海俞。

委阳

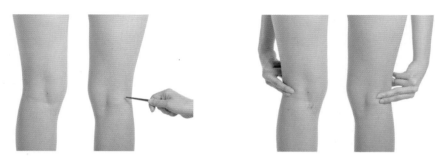

取穴：在腘横纹外侧端，股二头肌腱内缘取穴。

手法：屈膝，示指中指指腹轻揉。

功效：益气补阳。

治疗：腰脊强痛、腘筋挛急、小腹胀满、小便不利、下肢痿痹等。

属：足太阳膀胱经。

同经其他重点穴：大杼、气海俞。

耳穴

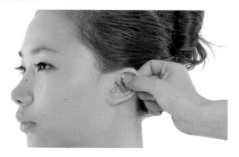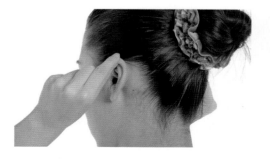

主穴：膀胱穴。

配穴：尿道、肾穴。

手法：用火柴头在耳部相应穴位上按压，找到敏感点。每日自行按压3～5次，睡前一次，每次按压1～2分钟。

足穴

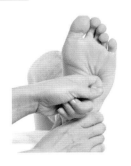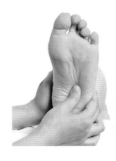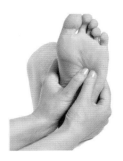

取穴：肾、输尿管、膀胱、尿道、脊椎反射区。

手法：用单示指叩拳法依次点压肾、输尿管、膀胱反射区各半分钟。用拇指指推法推压尿道、脊椎反射区各半分钟。

艾灸疗法

穴位：神阙穴。

材料：鲜生姜、陈年艾绒。

手法：取新鲜生姜切成约0.3厘米薄片，用针刺出多个细孔，用陈年艾绒揉成直径为3厘米，高约3厘米的艾炷。姜片放在穴位上，把艾炷放在姜片上点燃，以皮肤潮红为度，也可上下提拉姜片防止烫伤，灸至有尿意即止。

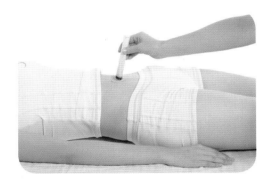

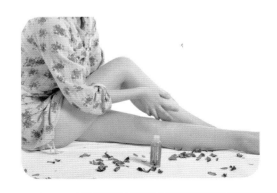

精油疗法

成分：檀香、杜松、安息香。

功效：改善膀胱炎，清血抗炎，排毒利尿，消除水肿及蜂巢组织。

使用：可用于局部穴位或膀胱经经络反射区按摩。

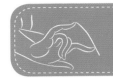

痔 疮

　　痔疮是直肠下端黏膜下和肛管远侧段皮下的扩张静脉团块，实际上痔表面很少有明显的糜烂或溃疡，不成其为疮，而表现为半球状隆起，故对每一个隆起物说来又称为痔核，统称为痔。

　　痔疮的主要表现为：

　　1.便时出血。特点是无痛，血色鲜红，出血量一般不大，但有时也会有较大量出血。便后出血自行停止。便秘粪便干硬、饮酒及进食刺激性食物等是出血的诱因。

　　2.痔块脱出。痔发展到一定程度即能脱出肛门外，痔块由小变大，由可以自行恢复变为须用手推回肛门内。

　　3.疼痛。肛门沉重、疼痛，常与排便不尽感觉同时存在。痔块脱出嵌顿，出现水肿、感染时，局部疼痛剧烈。

　　4.痛痒。肛门周围痛痒，甚至皮肤湿疹，常使患者极为难受。

穴位

长强

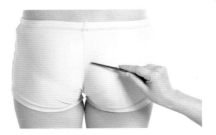 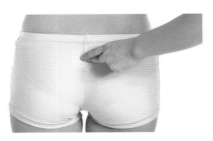

取穴：在尾骨端下，当尾骨端与肛门连线的中点处。

手法：卧位按摩长强穴，再揉摩肛门四周，每次5分钟，每日早晚各进行1次。

功效：清利湿热。

治疗：泄泻、痢疾、便秘、便血、痔疾、癫狂、脱肛。

属：督脉。

同经其他重点穴：大椎、腰阳关。

二白

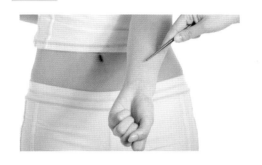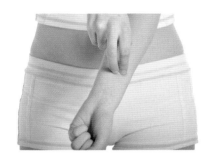

取穴：在前臂掌侧，腕横纹中点上4寸，桡侧腕屈肌腱两侧，一侧2穴。

手法：发作时用力点按二白穴3～5分钟，然后改揉8～10分钟。

功效：清热泻火、解毒凉血。

治疗：痔疮的经验用穴。

百会

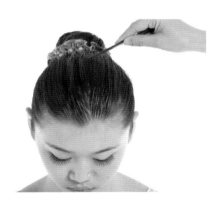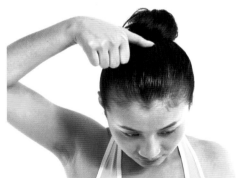

取穴：头顶正中心，可以通过两耳尖直上连线中点。

手法：用似要穿透身体中心的指压方式，拇指揉按1～2分钟。

功效：升阳举陷，益气固脱。

治疗：对痔的治疗非常有效的穴位。

属：督脉，足太阳膀胱经之交会。

同经其他重点穴：大椎、腰阳关。

承山

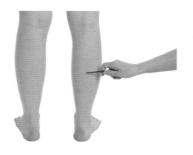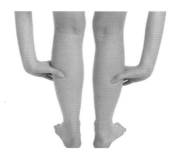

取穴：在腓肠肌肌腹交界下端，伸小腿时，肌腹下出现尖角凹陷处取穴。

手法：拇指指尖放在同侧承山穴上，适当用力掐压30～60秒。

功效：理气止痛，消痔舒筋。

治疗：痔疮、便秘、腹痛、脚气。

属：足太阳膀胱经。

同经其他重点穴：大杼、风门。

其他疗法

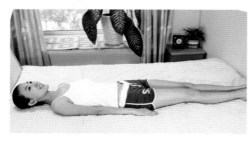

1.提肛运动。全身放松，将臀部及大腿用力夹紧，配合吸气，舌舔上腭，同时肛门向上提收。像忍大便的样子，提肛后稍闭一下气不呼，然后配合呼气，全身放松。每日早晚两次，每次做十几下。

2.举骨盆运动。仰卧屈膝，使脚跟靠近臀部，两手放在头下，以脚掌和肩部作支点，使骨盆举起，同时提收肛门，放松时骨盆下放。熟练后，也可配合呼吸，提肛时吸气，放松时呼气。此法每日可坚持做1～3次，每次20下。

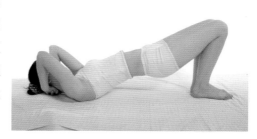

3.旋腹运动。仰卧，两腿自然伸展，以气海穴（脐下1寸处）为中心，用手掌做旋转运动；逆时针旋转20～30次，顺时针旋转20～30次，先逆时针后顺时针旋转。

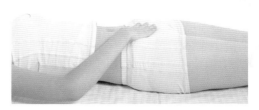

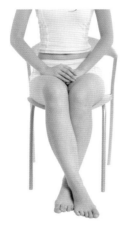
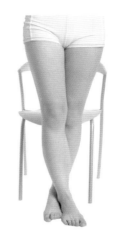

4.两腿交叉，坐在床边或椅子上，全身放松；两腿保持交叉站立，同时收臀夹腿，提肛；坐下还原时全身放松，这样连续做10～30次。

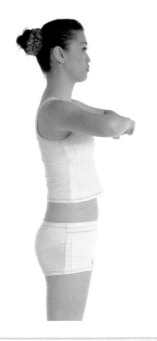
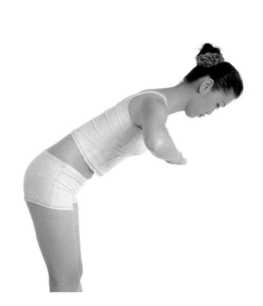

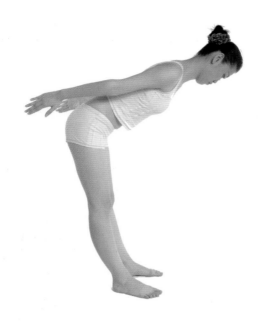

5.体前屈运动。两腿开立，两掌松握，自胸前两侧上提至乳处，同时挺胸吸气；气吸满后，上体成鞠躬样前屈，同时两拳变掌沿两腋旁向身体后下方插出，并随势做深吸气。如此连续操作5～6次。

6.两腿并拢，两臂侧上举至头上方，同时脚跟提起，做深长吸气；两臂在体前自然落下，同时脚跟随之下落踏实，并做深长呼气，此势可连续做5～6次。

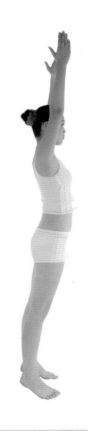

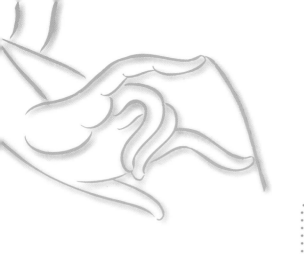

【第六章】

颈肩手足腰上的小病痛

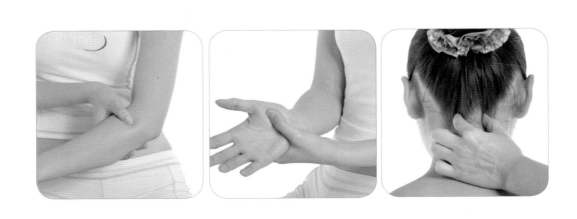

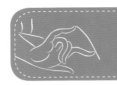

落 枕

中医认为，"气为血之帅"，当气无法推动血运行时，颈部再感受寒邪，必然会导致落枕。

穴位

天宗

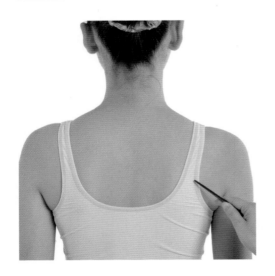 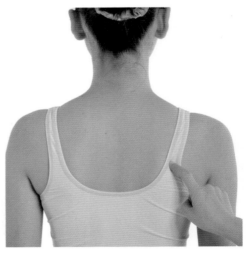

取穴：肩胛部，冈下窝中央凹陷处，与第四胸椎相平。

手法：对两侧天宗穴进行点揉，手法由轻到重，2～3分钟。以患者对受压处酸胀痛感可忍受为度。按压过程中，让患者最大限度活动头颈部。

功效：消瘀散结，理气通络。

治疗：肩周炎、乳腺炎。

属：手太阳小肠经。

同经其他重点穴：听宫、养老。

翳风

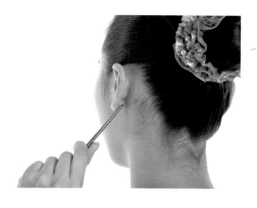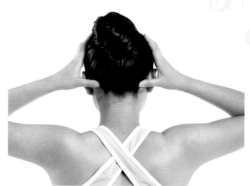

取穴：耳垂后面凹陷处。

手法：坐姿，两手拇指分别按住穴位，同时头部稍向后倾，呼气并数一、二，渐渐用力，数三时强按穴位，吸气并数四、五、六，身体放松，头部恢复原位。

功效：聪耳通窍，散内泄热。

治疗：呃逆、耳聋耳鸣、下颌关节炎、面神经麻痹。

属：手少阳三焦经。

同经其他重点穴：关冲、外关。

天井

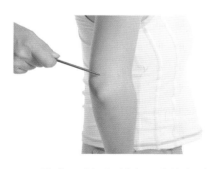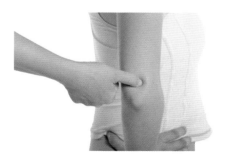

取穴：以手叉腰，于肘尖（尺骨鹰嘴）后上方1寸凹陷处取穴。

手法：拇指或中指指腹揉按1～2分钟。

功效：行气散结，安神通络。

治疗：扁桃体炎、脑卒中、支气管炎。

属：手少阳三焦经。

同经其他重点穴：关冲、外关。

耳穴

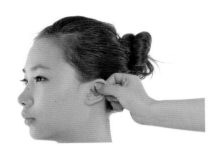 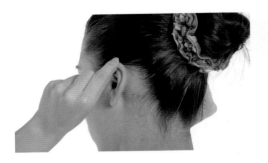

取穴：颈、神门穴。

手法：双侧颈、神门穴均用。取绿豆1～2粒，置于活血止痛膏或伤湿止痛膏剪成的1厘米×1厘米的方块中，粘贴于所选耳穴，将边缘压紧。之后，按压该耳穴30～60秒，手法由轻到重，至有热胀及疼感为佳，并嘱患者活动颈部2～3分钟。要求患者每日自行按压3次，贴至痊愈后去掉。

刮痧疗法

术者站在患者左侧，左手持刮板，在待刮部位涂上刮痧油，刮板向下斜45°

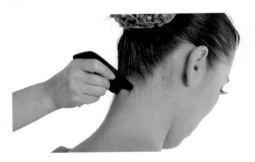

角，从发际到大椎穴下方，从上而下来回刮，待所刮部位"出痧"即可。然后刮患病处，均可出现紫红色皮下瘀痧，严重者呈紫黑色。大部分刮痧后症状均可消失，颈部活动即自如，牵拉感、疼痛感消退。最后医生握住患者头部及下颌，向左、右轻轻旋转数次。

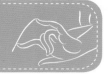

颈椎病

中医认为本病系外感风寒湿邪，阻滞经络，以致气血阻闭不通，不通则痛。气血阻滞，则经脉失养，肝肾亏虚，而发生头昏、头痛、上肢麻木等。发病原因主要是由于颈椎间盘退变、颈椎增生、颈椎周围软组织劳损和变形所致。常有手臂疼痛、麻木酸胀感，有时有针刺感，上颈段有枕后痛，颈部活动部分受限。椎动脉受压时当头转动到某一位置可导致眩晕、呕吐等症状，有时可出现下肢无力或摔倒。

穴位

风池

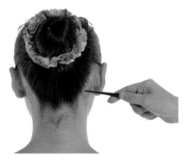 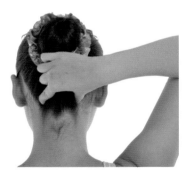

选穴依据：风池穴既是病变部位，又处在上行头顶，下达身侧的枢纽处，符合"本经有病本经求"的治疗原则。

取穴：项部，当枕骨之下，与风府穴相平，胸锁乳突肌与斜方肌上端之间的凹陷处。

手法：拇指、示指掐按对称两穴，每日2～3分钟。

功效：壮阳益气。

治疗：头痛、眩晕、落枕。

属：足少阳胆经。

同经其他重点穴：肩井、阳陵泉。

天柱

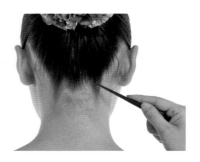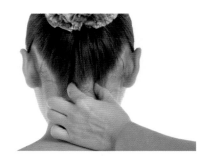

取穴：在后头骨正下方凹处，也就是颈部有一块突起的肌肉（斜方肌），此肌肉外侧凹处，后发际正中旁开约2厘米（1.3寸）左右。

手法：指压时先放松身体，用拇指与示指指尖分别于左右天柱穴按压，每次30～50下，每日重复5～10次。

功效：化气壮阳。

治疗：肩背痛、头痛、颈椎病。

属：足太阳膀胱经。

同经其他重点穴：肾俞、昆仑。

天宗

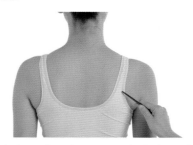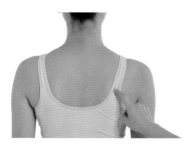

取穴：肩胛部，冈下窝中央凹陷处，与第四胸椎相平。

手法：对两侧天宗穴进行点揉，手法由轻到重，2～3分钟，以患者对受压处酸胀痛感可忍受为度。按压过程中，让患者最大限度活动头颈部。

功效：消瘀散结，理气通络。

治疗：肩周炎、乳腺炎。

属：手太阳小肠经。

同经其他重点穴：听宫、养老。

注意事项

　　手法必须轻柔和缓，如需用较大力量的手法时，亦应在沿纵轴牵引的情况下进行，决不可粗暴猛力而急骤、过度旋转或屈曲头项部。由于不适当的手法治疗而引起医源性残疾偶有发生，必须引起医学临床工作者和家庭自助按摩者的高度重视。

按摩疗法

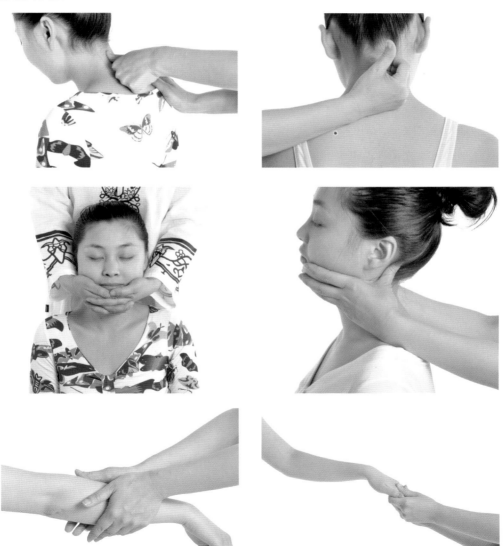

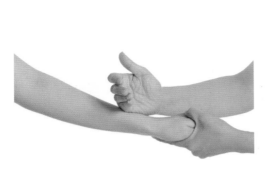 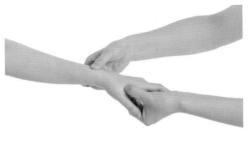

坐位，头稍向前俯，医者先以拇指沿督脉自风府穴至大椎穴、颈背部、两侧膀胱经，及小肠经处反复按揉，再用滚法，待肌肉松弛、皮肤柔软后，用一手扶住患者头顶，另一手轻轻托起下颌，使颈部做徐徐、轻缓的拔伸，左右旋转摇动，并嘱患者保持放松颈部，待颈项肌群完全放松时，可迅速向患侧加大旋转幅度，此时常可听到"咔嗒"响声。接着术者站在患者背后，用双手拇指顶在枕骨后方，掌根托住两侧下颌关节的下方，并用两前臂压在患者两肩，用力向上拔伸。最后用手掌面在颈、背部作直线来回摩擦等放松动作。

如伴肩臂疼痛、麻木者，将按、滚、拔伸、摇、抖、搓法均施于患处。隔日1次，5次为1疗程。休息3日，再进行下1个疗程。

按摩功效

限制颈椎活动，减少对受压脊髓和神经根的反复摩擦和不良刺激，有助于组织的水肿和炎症的消退，增大椎间隙和椎间孔，减轻甚至解除神经根所受的刺激和压迫，解除肌肉痉挛，恢复颈脊柱的平衡，降低椎间盘内压，缓冲椎间盘四周的压力，牵开小关节间隙，解除滑膜嵌顿，恢复颈椎间的正常序列和相互关系，使扭曲于横突孔间的椎动脉得以伸展，改善椎动脉供血。

外敷疗法

药用威灵仙30克、桑寄生30克、姜黄30克、红花30克、制川乌20克、制草乌20克、桂枝30克、独活30克、透骨草30克、赤芍30克、当归30克、花椒30克，捣碎后装入药袋，用气锅加热，取出后先熏颈部，待温度降至60℃左右患者能够耐受的情况下再外敷，每日2次，每次40分钟，每次中间间隔5小时以上，一个药包可用4次，连续用药20日。

网球肘

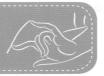

　　网球肘在中医上，又称为"肘劳""筋痹"，属"伤筋""痹证"范畴。多由肘部长期劳累，损伤气血，脉络空虚，寒湿之邪积聚肘关节；或长期从事旋转、伸腕等活动，使筋脉损伤，瘀血内停，筋经络脉失和而致。外感寒湿之邪与肘关节局部劳损是网球肘的两个重要原因。它是骨科的一种常见病，多见于35～50岁男性，中老年人也常患本病。

穴位

天宗

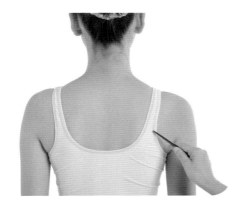
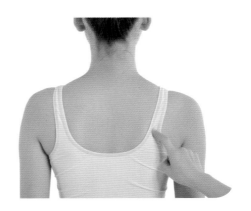

取穴：肩胛部，冈下窝中央凹陷处，与第四胸椎相平。

手法：对两侧天宗穴进行点揉，手法由轻到重，约2～3分钟。

功效：消瘀散结，理气通络

治疗：肩周炎、乳腺炎。

属：手太阳小肠经。

同经其他重点穴：听宫、养老。

曲池

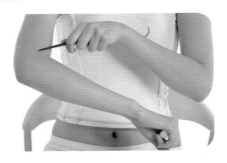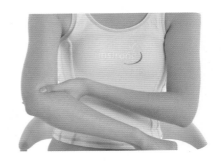

　　取穴：屈肘成直角，在肘横纹外侧端与肱骨外上髁连线中点。完全屈肘时，当肘横纹外侧端处。

　　手法：四指托住手肘，用拇指指腹按压曲池穴。按压上去有酸重感。

　　功效：疏风清热泻火。

　　治疗：咽喉肿痛、目赤痛、手臂肿痛、腹痛吐泻、高血压。

　　属：手阳明大肠经。

　　同经其他重点穴：迎香、商阳。

手三里

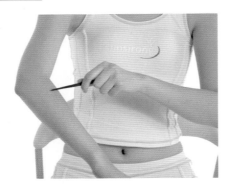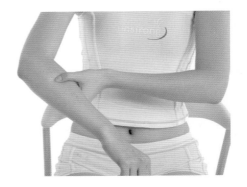

　　取穴：侧腕屈肘，在阳溪穴与曲池穴的连线上，曲池穴下2寸处取穴。

　　手法：用另一手拇指按揉或拨手三里穴，直到有明显酸胀感，同时同侧手掌交替做开掌及握拳的动作，持续2～3分钟。

　　功效：通经活络、润化脾燥，生发脾气。

　　治疗：上肢麻痹、消化不良、牙痛。

　　属：手阳明大肠经。

　　同经其他重点穴：迎香、曲池。

缺盆

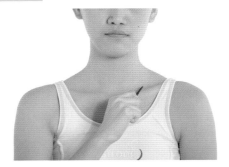 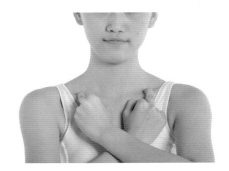

取穴：人体的锁骨上窝中央，距前正中线4寸。

手法：两手半握拳，中指伸直，将中指指腹放在对侧缺盆穴上，适当用力按揉30～60秒，以肩部有酸胀感为佳。两侧交替进行。

功效：通经活络，解痉止痛。

治疗：咳嗽、气喘、咽喉肿痛、缺盆穴中痛、瘰疬。

属：足阳明胃经。

同经其他重点穴：厉兑、内庭。

小动作

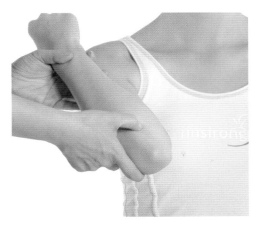 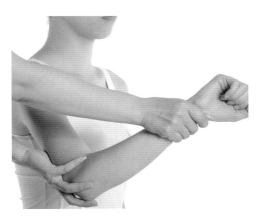

1.将前臂置于中立位，术者以拇指指腹点揉痛点30次，然后旋伸腕肌及伸指总腱做对称性揉拿，每次往返3～4遍。

2.医者一手固定患肘，另一只手握住患者腕部，使患肘屈曲，前臂极度旋前，然后在此位置用较快的速度突然地做极度旋前和伸直。

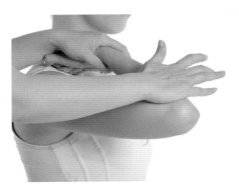

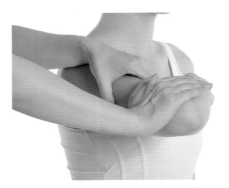

3.用小鱼际或掌根按揉痛点30次。

4.最后用掌或小鱼际搓摩患部3分钟。

刮痧疗法

刮痧部位：颈肩部及患侧上肢前外侧，伸腕肌肌腹部为重点，但肱骨外上髁处只涂药，不用刮法。

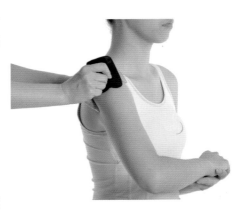

刮痧方法：将神蜂精涂于选定部位，用牛角刮板刮痧。

刮痧要点：从上到下，由内及外，由轻到重，用力均匀。一般刮痧区皮肤会出现红色瘀斑，此为正常，2～4日即消失。每次用药量约为3～5毫升，每日1次，每次约为20分钟，10次为1个疗程。

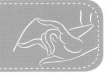

腿肚抽筋

中医学一般将此症状归属"痹怔"范畴。认为寒凉之邪凝滞经脉，使气血运行不畅，不通则痛。自我按摩可以起到温经通络、宣通气血、解痉止痛等作用。自我按摩对于缓解腓肠肌痉挛所致小腿肌肉僵硬、剧痛等症状效果颇佳，有时甚至可以手到病除。

穴位

承山

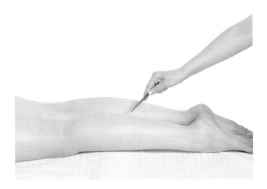 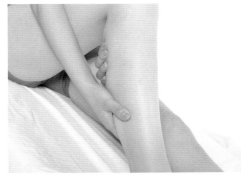

取穴：小腿后方的正中间，由上方肌肉丰厚处向下滑移，至肌肉较平处即是。

手法：小腿抽筋时，并无法正确地找到穴道。因此，在紧急时，用四指并拢的方式，握住小腿肚中央往下之处。如此一来，大概可以抓到穴道。而在抓握的过程中，就可以给承山穴适度的刺激，小腿也会好转。

功效：理气止痛，消痔舒筋。

治疗：痔疮、便秘、腰腿拘急疼痛、脚气。

属：足太阳膀胱经。

同经其他重点穴：大杼、至阴。

阳陵泉

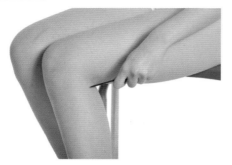 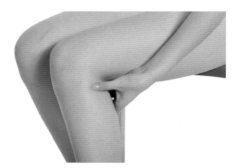

取穴：小腿外侧，当腓骨头前下方凹陷处，左右各一。

手法：用拇指进行点拨刺激效果最好，每日5分钟。

功效：止痛强筋、疏经通络此穴有特效。

治疗：肩周炎、落枕、膝关节炎、腰扭伤及其他软组织损伤。

属：足少阳胆经。

同经其他重点穴：肩井、悬钟。

居髎

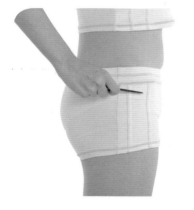 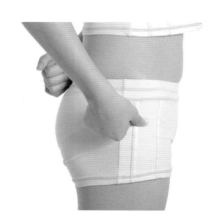

取穴：在髋部，当髂前上棘与股骨大转子最凸点连线的中点处。

手法：点按居髎穴，待小腿有得气感后，令患者屈伸膝关节或握拳叩击此穴。点按力度与屈伸幅度逐渐加大，频率逐渐加快，施术2～3分钟。

功效：利湿化气，利腰髋，祛风湿。

治疗：腰腿痹痛、月经不调、带下、疝气及坐骨神经痛、下肢瘫痪等。

属：足少阳胆经。

同经其他重点穴：肩井、阳陵泉。

委中

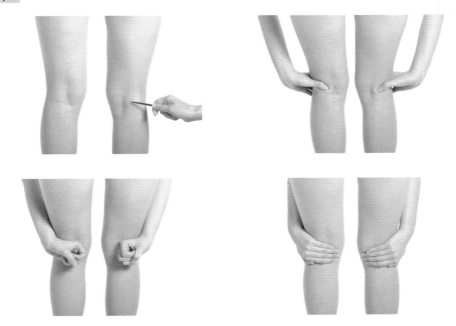

取穴：膝关节后侧，也就是腘窝处，腿屈曲时腘窝横纹的中点。

手法：用两手拇指端按压两侧委中穴，力度以稍感酸痛为宜，一压一松为1次，连做10～20次。或两手握空拳，用拳背有节奏地叩击该穴，连做20～40次。或用两手拇指指端置于两侧委中穴处，顺、逆时针方向各揉10次。或摩手至热，用两手掌面上下来回擦本穴，连做30次。

功效：舒筋通络、散瘀活血、清热解毒。

治疗：腰背疼痛的要穴。此外可治股膝挛痛、风湿痹痛、小便不利、头痛身热、呕吐泄泻、咽喉疼痛。

属：足太阳膀胱经。

同经其他重点穴：大杼、承山。

小动作

1.弹拨跟腱：取坐位，用拇指用力弹拨跟腱数十次。

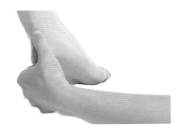

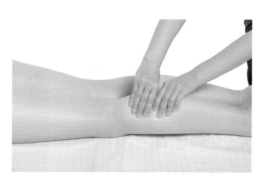

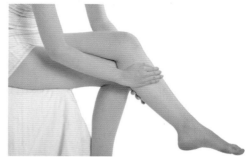

2.揉搓小腿：用双手相对用力揉搓小腿肌肉，约2分钟。

3.拍打小腿：取坐位，双手五指自然并拢，掌指关节微屈，虚掌平稳而有节奏地平拍小腿，约2分钟。

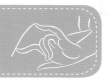

足跟痛

　　足跟痛属中医学"痹证"范畴。中医学认为气血运行于全身，以流通疏畅为宜，由于中老年气血渐亏，负重劳作，或穿鞋不当，跌打损伤往往造成气机阻滞，流通不畅。气血互根，由于气滞，血液推动无力，易于造成经脉瘀阻，不通则痛。治疗当以活血化瘀、通经活络为法。以下手法可在晚上看电视时进行，它对一般的足跟痛有较好疗效，如配合中药内服、熏洗则疗效更佳。不过，如果是因畸形而引起的足跟痛，应手术矫形。

穴位

昆仑

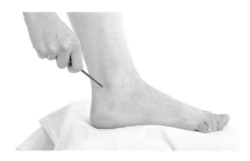 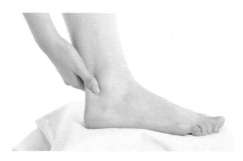

　　取穴：在外踝后方，当外踝尖与跟腱之间的凹陷处。

　　手法：患肢平放在健肢膝上，用健侧手拇指指端和中指指端分别按在昆仑穴和太溪穴上，两指对合用力按压1分钟。

　　功效：调和气血、消肿止痛。

　　治疗：头痛、腰痛、高血压、眼疾、怕冷症、腹气上逆、肠结石、下痢等。

　　属：足太阳膀胱经。

　　同经其他重点穴：大杼、承山。

承山

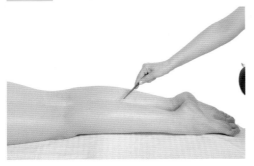
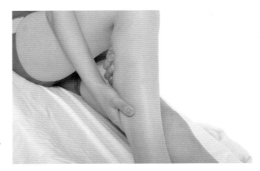

取穴：小腿后侧正中，委中穴（膝关节背面腘窝正中点）下8寸，委中穴与昆仑穴连线的中点。

手法：用手指按住此穴，坚持1～2分钟。

功效：柔筋缓急，通络止痛。

治疗：痔疮、便秘、腰腿拘急疼痛、脚气。

属：足太阳膀胱经。

同经其他重点穴：大杼、至阴。

掌根穴

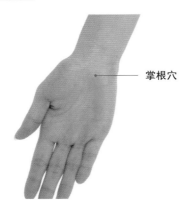

———— 掌根穴

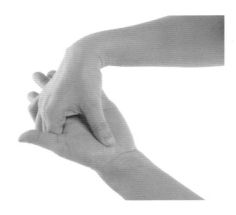

取穴：手掌侧腕横纹中央的掌长肌腱与桡侧肌腱之间，即大陵穴下1厘米处。

手法：左足跟痛按压右掌根穴，反之亦然，按压时患者吸一口气，然后用拇指按压于该穴位上，并轻加掐揉，使局部出现酸麻胀痛感觉，反复3～5分钟，每日早晚各1次。

功效：疏通经脉，气血贯通。掌根穴是足跟的对应反射区的投影，故按压此穴治疗其足跟痛即为反射区疗法。

小动作

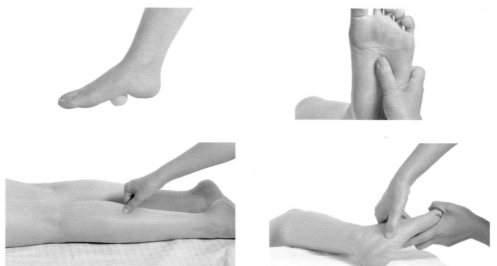

1.可以找个高尔夫球或乒乓球踏在脚下，取坐位，在足心与足跟间慢慢滚揉。

2.用拇指指腹按揉足心部，并向足趾方向做推法6～8次；按揉涌泉穴；依次牵拉各足趾；尽量使脚趾向背伸，这样可以牵拉跖筋膜。或抬起足跟，足趾着地蹲一会儿，也可达到同样效果。

3.拿揉、提捏小腿肚及跟腱。用拇指和其他四指对合用力上下反复拿捏小腿肚和跟腱。有柔筋缓急，消肿止痛的功效。

4.摇踝关节：用患侧手固定患肢踝部，健侧手握住患足前掌，适当用力，先顺时针、再逆时针摇动踝部1分钟左右。有柔筋解痉，滑利关节的功效。

足浴疗法

五加皮15克，乳香20克，没药20克，红花20克，伸筋草30克，透骨草30克，花椒10克，芒硝20克。首次诸药放入锅中加水3000毫升，食醋500毫升，煎煮30分钟（药渣保留于煎汁内），每日浸泡患足1～2次，每次30分钟以上，以后泡足时加热至能忍受为宜，每剂可反复使用3～4日。

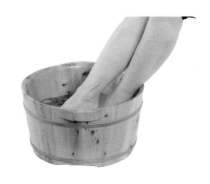

腰肌劳损

中医认为，腰为肾之府，腰肌劳损由于劳损于肾，或平素体虚，肾气虚弱，肾的精气不能充养筋骨、经络，故患部多为气血不畅或瘀血滞留于经络，血不荣筋，筋脉不舒，而致腰部痉挛疼痛。肾气虚弱，风寒湿邪易于乘虚侵袭，久而不散，筋肌转趋弛弱，若患者弯腰劳作，则弛弱之筋肌易于损伤，使劳损与寒湿并病。

穴位

委中

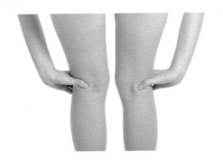
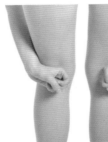
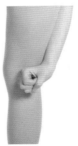

手法：用两手拇指端按压两侧委中穴，力度以稍感酸痛为宜，一压一松为1次，连做10～20次。两手握空拳，用拳背有节奏地叩击该穴，连做20～40次。

承山

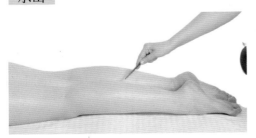
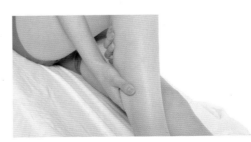

手法：用手指按住此穴，坚持1～2分钟。

昆仑

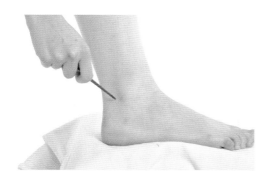 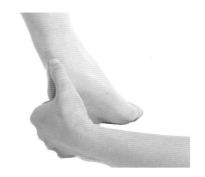

手法：用手指按住外踝后的凹陷处，向后面的大筋拨动1～2分钟。

腰俞

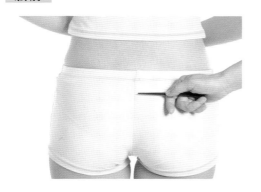 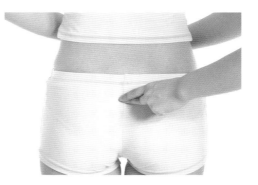

取穴：俯卧或侧卧，正当骶管裂孔中取穴。

手法：两手中指和示指按揉腰俞穴1～3分钟。

功效：培元补肾，疏经调气，强肾健腰。

治疗：月经不调、腰脊强痛、痔疾、下肢痿痹、痫证。

属：督脉。

同经其他重点穴：大椎、腰阳关。

热敷疗法

在家用热得快、暖宝、中药砂袋之类，待温度小于80℃时即可贴敷于第二腰椎至第一骶椎的部位正中、其他压痛点及阿是穴部位（两个暖宝交替使用）。

外敷时注意，须快速移动药包，反复敷贴，以免烫伤，待药包温度小于45℃时，固定于患处持续贴敷1小时。

膝腿疼痛

　　"人老脚先老，尤以膝为早"。膝和腿疼痛是中老年人的常见痛；而下肢骨关节炎是引起膝腿疼痛的最常见原因之一。还有很多其他的原因引起膝腿痛，尤其是全身性疾病，如动脉硬化症，糖尿病等；腰及骨盆疾病，如腰椎间盘突出、腰椎病、盆腔肿瘤等均会引起膝腿痛，应引起重视和及时治疗。膝腿痛最常见的部位是膝，其他依次为大腿、小腿和脚髁。因此其常见的症状除疼痛外，还有僵硬，活动不灵活，行走困难，放射痛伴针刺感、肿胀、无力以及麻痹和冰冷感，甚至皮肤颜色改变，苍白或青紫，溃烂，汗毛脱落等。

穴位

犊鼻

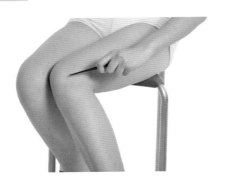 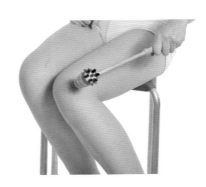

取穴：屈膝，在膝部，髌骨与髌韧带外侧凹陷中。

手法：拿按摩锤或拳头敲打。

功效：通经活络，疏风散寒，理气消肿止痛。

治疗：膝痛、下肢麻痹、屈伸不利、脚气。

属：足阳明胃经。

同经其他重点穴：厉兑、内庭。

梁丘

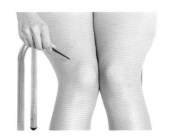
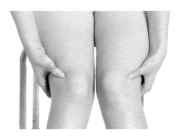

手法：双手拇指指腹放在同侧梁丘穴上，其余四指紧附旁边，适当用力揉按1分钟左右。

阴陵泉

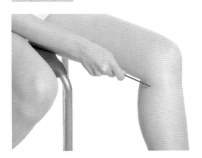
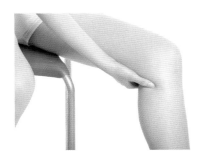

取穴：小腿内侧，膝下胫骨内侧凹陷中，与阳陵泉相对。或当胫骨内侧髁后下方凹陷处。

鹤顶

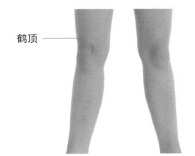
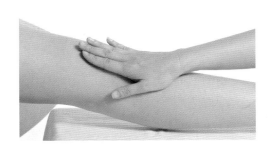

鹤顶

取穴：在膝上部，髌底的中点上方凹陷处。

手法：掌根揉按1～2分钟。

功效：通利关节。

治疗：膝关节病，脑血管病后遗症。

小动作

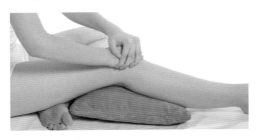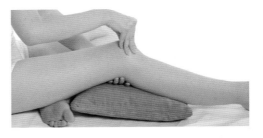

1.取坐位，将腿抬起，其下方置软垫，双手在膝部反复揉、捏、搓，使之有发热感。

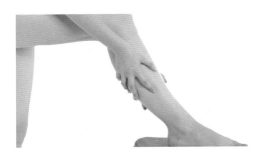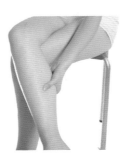

2.顺筋法配合推拿法，在激痛点及肌肉紧张区按摩数次。

热敷疗法

药方：牛膝、羌活、苏木、防己各20克，川椒、细辛、红花各12克，川乌、草乌、乳香、没药各15克，艾叶、透骨草、伸筋草各30克，米醋250毫升。

方法：将以上诸药一分为二分别用纱布包裹，同放入药锅内加凉水浸泡20～30分钟，煮沸约20分钟，倒入盆中加醋，先将患膝置盆上熏蒸，待药液温度降至能适应时，再将二药包交替热敷膝部，并反复揉搓该处。如药温感凉时可加热后继续使用。每次热敷约30分钟，每日2次，1剂可用2～3天，5剂为1个疗程。

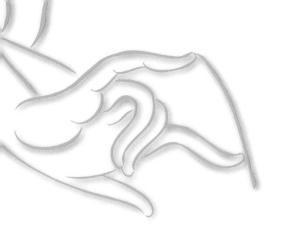

【第七章】

其他常见的小病痛

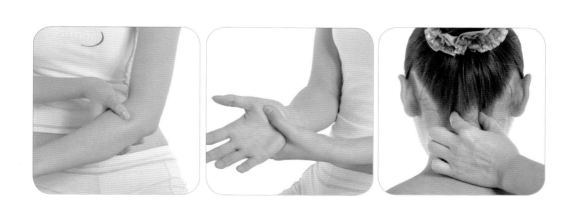

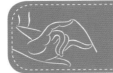

前列腺炎

前列腺炎的症状很多，主要分为以下症状：疼痛或不适症状，主要表现为会阴部、睾丸、小腹、后尿道、腰骶部、肛门、腹股沟、阴茎及龟头等部位；尿路症状，以尿频、尿不尽、尿滴沥、尿痛、尿道灼热、尿急、排尿困难、尿黄为多见；生殖器官症状，晨起或大便时尿道口流出少许稀薄、乳白色、水样或黏稠分泌物，或伴有遗精、早泄、血精、射精障碍、性欲减退；精神症状，有神疲乏力、精神抑郁、记忆力减退、自信心下降等。

中医多把前列腺炎归属于"淋症""尿浊"范畴，其认为本病多因肾阳缺点，脾虚气陷，湿热下注等引起，所以前列腺炎按摩手法与取穴上遵循补脾肾、清利湿热、行气活血的调治原则。

穴位

肾俞

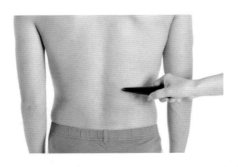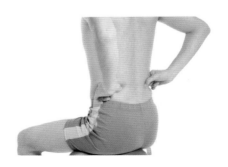

取穴：在第二腰椎棘突下旁开1.5寸处。

手法：两手叉腰，将拇指按在同侧肾俞穴，其余四指附在腰部，适当用力揉按30～60秒。

功效：温补肾阳，强腰壮骨。

治疗：遗尿、遗精、阳痿、月经不调、水肿、耳鸣耳聋、腰痛。

属：足太阳膀胱经。

同经其他重点穴：大杼、风门。

水道

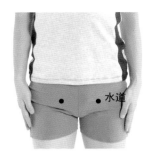

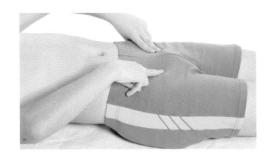

取穴：脐下3寸，关元穴旁开2寸。

手法：两手示指、中指指腹着于水道穴，然后逐渐向下按压，待患者小腹有发热感后，再保持按压1分钟后缓慢抬手，然后用双掌逆时针揉患者小腹30～40次。

三阴交

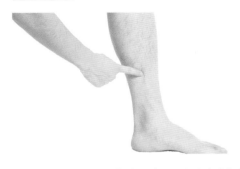

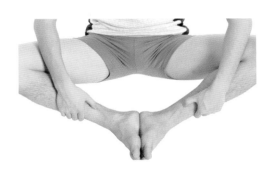

取穴：内踝尖上3寸，胫骨内侧后缘。

手法：用双手拇指同时揉按，每次按揉2～3分钟。

小动作

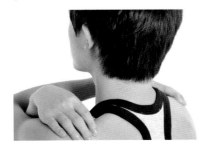

两脚开立同肩宽，两臂下垂于体侧。

1.腰背：上体稍后仰，两臂屈肘，手掌在同侧骨盆至肩胛骨上下按摩30～50次；再用拇指按压两侧肾俞穴7秒，放松1秒，重复5次。

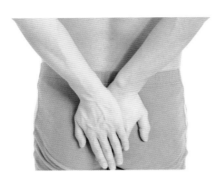 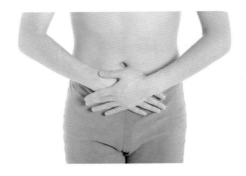

2.尾骶：两臂屈肘，手掌沿臀部中间至脊椎两侧上下推摩30～50次；再用两手中指按压尾骨、骶骨各10～20次。

3.丹田：两手搓热，两掌相叠，沿剑突至耻骨上下推摩10～20次；再顺肠蠕动方向(顺时针)绕脐揉摩30～40次，右手四指按揉关元穴30～40次。

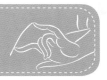

遗 精

　　遗精是指在睡眠当中不因性器官刺激而引起的精液外泄的病症。其中因梦境中有性交活动出现而产生精液外泄者，名曰"梦遗"。无梦而精出，甚至在清醒状态下亦有精液流出者，名曰"滑精"。滑精多因梦遗发展而来，两者的病因病机基本一致。凡正常成年男子，若无正常性生活史或手淫史，每月出现一至数次遗精，且次日身体无任何不适感觉，为正常生理现象，属"精满自溢"，不作病论。但若每3～4天或1～2天遗精1次，甚至昼夜遗精无度，并由此产生心理负担、恐惧情绪，导致头晕耳鸣、神疲乏力、气短心慌、腰膝酸软等一系列症状，而影响正常的工作与生活的，当属病态，需及时给予治疗。

　　中医认为，多起于情志失调，酒色过度，病机与心、肝、脾、肾等脏腑功能失调有关，但其中与心肾关系最为密切。病变以心肾不交，阴虚火旺发展为肾虚不藏为多见。不论火旺、湿热、劳伤、色欲等不同病因引起，久遗则耗精伤肾。

穴位

腰眼

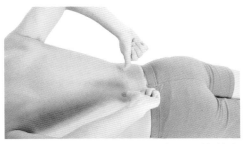
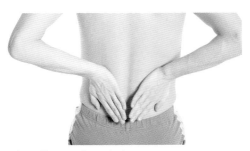

取穴：在腰部，位于第四腰椎棘突下，旁开约3.5寸凹陷中。

手法：两手对搓发热后，紧按腰眼处，搓按捏都可以，早晚各1次。

功效：温煦肾阳、畅达气血。

治疗：坐骨神经痛、腰肌劳损。

关元

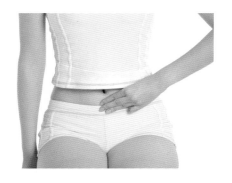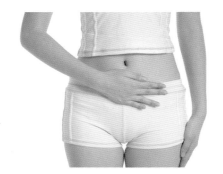

取穴：下腹部前正中线上脐下四横指处。

手法：以手掌掌根推按关元穴2～3分钟。

功效：培补元气、导赤通淋。

治疗：痛经、腹痛、虚脱。

属：任脉。小肠的募穴，足三阴、足阳明、任脉之会。

同经其他重点穴：神阙、气海。

八髎穴

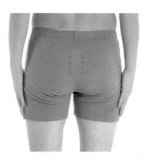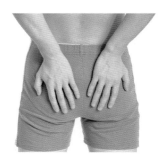

取穴：骶椎。又称上髎、次髎、中髎和下髎，左右共八个穴位，分别在第一、二、三、四骶后孔中，合称"八穴"。

手法：点按法分别刺激骶部八髎穴，待患者感觉酸胀或胀痛后，以手掌在八髎穴部位上下擦动，或俯卧横擦八髎穴，以透热为度。

功效：温阳补虚，调和气血。

治疗：腰骶部疾病、下腰痛、坐骨神经痛、下肢痿痹、小便不利、月经不调、小腹胀痛、盆腔炎等病症。

足穴

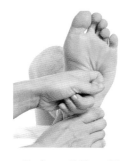 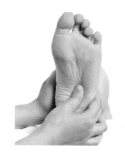 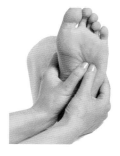

取穴：垂体、肾、肾上腺、生殖腺、前列腺、脾、肾、腹股沟反射区。

手法：按摩垂体、肾、肾上腺、生殖腺、前列腺、脾、肾、腹股沟反射区，时间为20分钟，每日1次。

左足背反射区示意图

腹股沟
下身淋巴结
上身淋巴结
肋骨
横膈膜
胸（乳房）
胸部淋巴结
气管
咽喉
扁桃体
肩胛骨
内耳迷路
下颌
上颌

右足底反射区示意图

三叉神经
鼻
大脑
垂体
小脑和脑干
颈项
甲状旁腺
额窦
眼
耳
斜方肌
甲状腺
食管
肺、支气管
腹腔神经丛
胃
胰腺
心脏
肾上腺
脾
十二指肠
肾脏
输尿管
横结肠
膀胱
小肠
肛门
降结肠
乙状结肠
及直肠
生殖腺
（睾丸或卵巢）
坐骨神经

小动作

可以经常在鹅卵石上面脱鞋走动。

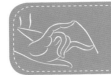

乳房胀痛

中医认为妇女在月经前有乳房胀痛是与肝肾失调、气滞血瘀等因素有关，乳房是胃经所管，乳头属肝经所治。因此一切乳房疾病或发育不良或乳房萎缩，皆从肝胃调治。

女性完全不必为此忧心忡忡，但对于胀痛长时期不见缓解，甚至越来越严重，或者触摸乳房时，发现有凹凸不平、边缘不清楚、活动度差的肿块时，则应及早去医院检查诊治。

穴位

乳根

取穴：乳头直下，在第五肋间隙中取穴。

手法：躺在床上仰卧，用中指的指腹按摩乳根穴，乳根穴在乳头直下，第五肋间隙上，按摩到产生轻微胀感时停下，大概在1分钟左右。

功效：通乳化瘀，宣肺利气。

治疗：哮喘，慢性支气管炎、乳汁不足。

属：足阳明胃经。

同经其他重点穴：厉兑、内庭。

膻中

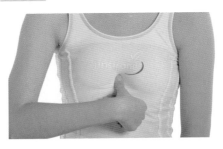

取穴：在前胸骨正中线上，两乳头之间，平第四肋间隙处。

手法：两手掌自膻中穴沿胸肋向两侧推抹至侧腰部，20次左右。或拇指按揉其膻中穴30～40次，其胸部有温热感效果好，或根据病情掌握按揉次数。

中脘

取穴：前正中线，脐上4寸。

手法：中指指腹按于中脘穴，随患者呼吸向下按压，保持按压5分钟，待患者自觉小腹及会阴部或下肢麻胀感后，缓慢抬手，使热流感经膀胱及尿道至下肢足趾。

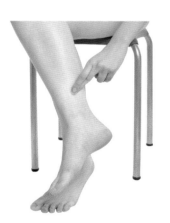

功效：温补脾肾，清热利湿。

治疗：消化性溃疡、胃痉挛。

属：任脉。

同经其他重点穴：神阙、气海。

三阴交

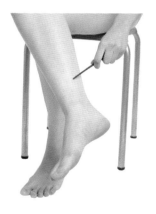

取穴：小腿内侧，当足内踝尖上3寸，胫骨内侧缘后方。

手法：中指或其他手指点按1～3分钟。

功效：活血化瘀，可促进脂肪再分配。

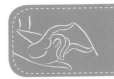

痛 经

本病在中医属"经行腹痛"范畴。中医认为痛经是"因经而痛",故痛经的发生,是致痛病因与月经期或其前后,机体内气血剧烈变化这一特殊的内环境相结合,导致气血运行不畅,"不通则痛"。临床常见的病因病机有:气滞血瘀,寒凝胞中,湿热下注,气血虚弱和肝肾不足等。按摩针灸治疗的原理是行气活血、温经散寒、疏肝理气、补益气血;疏通任、督两脉,调理经络,致使血气运行通畅。另外经期注意保暖,避免寒冷;适当休息,防止过度疲劳;保持乐观,情绪稳定,避免忧郁。

穴位
三阴交

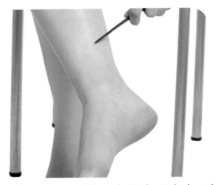 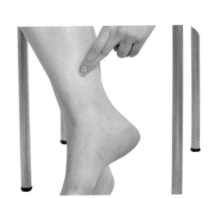

取穴:小腿内侧,当足内踝尖上3寸,胫骨内侧缘后方。

手法:中指和示指点按1～3分钟。

功效:健脾益血,调肝补肾。

治疗:闭经、腹胀痛、更年期综合征。

属:足太阴脾经,系足三阴经之会。

同经其他重点穴:地机、血海。

中极

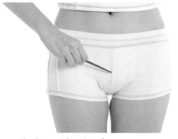 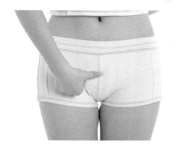

取穴：脐下4寸。

手法：拇指揉按1～2分钟，直至患者感觉有向阴部放散的冲击感为佳。

功效：温肾行水。

治疗：痛经、遗尿、尿潴留、尿路感染、疝气。

属：任脉。

同经其他重点穴：神阙、气海。

气海

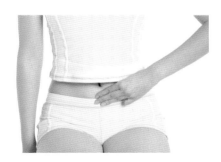 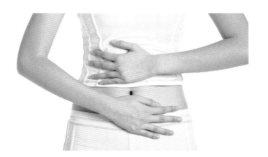

取穴：前正中线上，脐下1.5寸。

手法：三指并拢先顺时针方向分小圈、中圈、大圈，按摩100～200次；再逆时针方向，如前法按摩100～200次，按摩至有热感，即有效果。

公孙

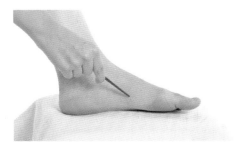 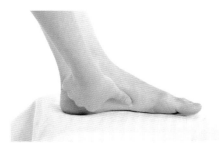

取穴：人体的足内侧缘，当第一跖骨基底部的前下方。

手法：用拇指顺时针揉按。

功效：摆平痛经的第一温阳大穴。

治疗：急性腹痛、胃病、痛经。

属：足太阴脾经。

同经其他重点穴：地机、血海。

敷贴疗法

小药袋：用艾叶10份，公丁香、乳香、没药、五灵脂、青盐各1份研末，做成药袋，用带子将药袋系于脐部。

背部小动作：取俯卧舒适位，用掌擦法直擦背部督脉、背部膀胱经5～10分钟；再以一指禅推法施于肝俞、膈俞、脾俞、胃俞穴各30秒，拇指按压腰骶部两侧敏感点或痛点，以得气为度，持续操作共3～5分钟；然后擦摩肾俞、八髎、命门穴以透热为度，拇指点八髎穴约3分钟，再用揉法缓解局部。每日1次，10次为1个疗程。

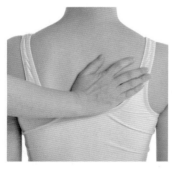 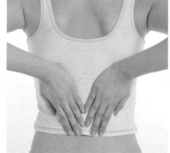 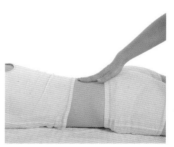

精油疗法

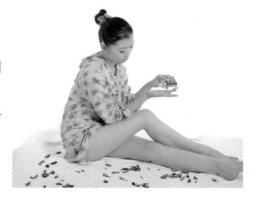

成分：玫瑰、茉莉、天竺葵。

功效：调节荷尔蒙，促进内分泌，调节月经，舒缓阵痛。

用法：可用于以上穴位或循肾经经络按摩。

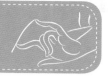

月经不调

　　月经不调是指与月经有关的多种疾病，包括月经的周期、经量、经色、经质的改变或伴随月经周期前后出现的某些症状为特征的多种疾病的总称。许多全身性疾病如血液病、高血压病、肝病、内分泌病、流产、宫外孕、葡萄胎、生殖道感染、肿瘤（如卵巢肿瘤、子宫肌瘤）等均可引起月经失调。

　　月经不调的发病原因是机体正气不足、抗病能力低下、肾气亏损、六淫侵袭、七情太过、饮食不节、营养不良、房劳多产、太胖太瘦、跌扑损伤、机械刺激及全身性疾病等诸多因素使卵巢、体内激素调解功能紊乱，导致冲任空虚，血海不能按期满溢，行经规律失常而生病。

穴位

关元

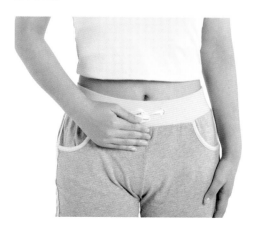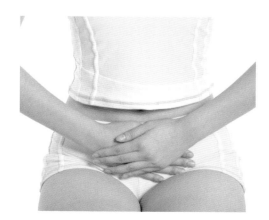

　　取穴：下腹部前正中线上脐下四横指处。

　　手法：将两手重叠按在关元穴上，顺、逆时针各转50圈，由轻到重，由慢到快，每日1次。

三阴交

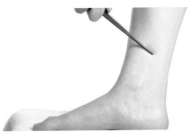 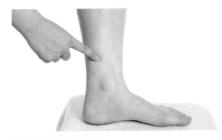

取穴：小腿内侧，当足内踝尖上3寸，胫骨内侧缘后方。

手法：中指或其他手指点按1～3分钟。

气海

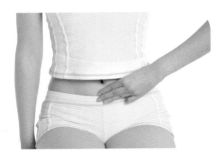 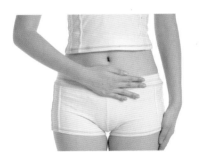

取穴：前正中线上，脐下1.5寸。

手法：先以右掌心紧贴于气海的位置，顺时针方向分小圈、中圈、大圈，按摩100～200次。再以左掌心，逆时针方向，如前法按摩100～200次，按摩至有热感，即有效果。

隐白

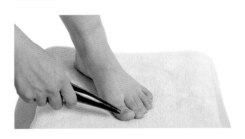 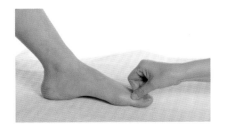

取穴：足大趾末节内侧，距趾甲角0.1寸。

手法：端坐，赤足，用左手拇指按压右足隐白穴，左旋按压15次，右旋按压15次，然后用右手拇指按压左足隐白穴，手法同前。

功效：调经统血，健脾回阳。

治疗：功能性子宫出血，子宫痉挛、牙龈出血，鼻出血。

属：足太阴脾经。

同经其他重点穴：地机、血海。

小动作

手法：左手掌心叠放在右手背上，将右手掌心放在下腹部，适当用力按顺时针、逆时针做环形摩动1～3分钟，以皮肤发热为佳。

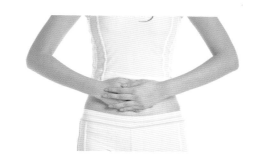

功效：益气壮阳、交通心肾。

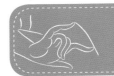

带下病

广义带下，是泛指妇科的经、带、胎、产疾病而言，因为这些疾病均发生在束带以下的部位。狭义带下，是指妇女阴道内流出的一种黏稠液体，如涕如唾，绵绵不断，通常称为白带。如带下量多，或色、质、气味发生变化，或伴有全身症状者，即称"带下病"。

产生白带的主要原因分内外两种因素。内因与任、带二脉有密切关系，任脉失约，带脉不固，水湿下注，逐成带下。任、带二脉受病，与脾虚肝郁，湿热下注，或肾气不足，下元亏损有关，其中尤以脾为更重要；外因是感受湿毒所致。临床以白带、黄带、赤白带为多见。

穴位

膏肓俞

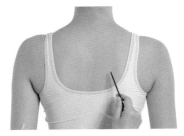 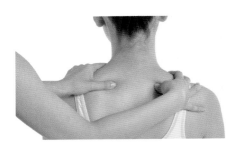

取穴：第四胸椎棘突下旁开3寸处。

手法：用两手示指、中指、环指扶持其肩端，拇指指腹按揉其两侧膏肓俞穴5～10次。

功效：调整肺气，养阴润肺，补虚益损。

治疗：带下病、抑郁症。

属：足太阳膀胱经。

同经其他重点穴：大杼、肾俞。

三阴交

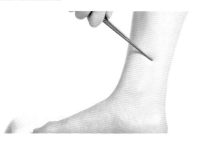 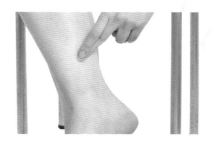

取穴：小腿内侧，当足内踝尖上3寸，胫骨内侧缘后方。

手法：中指和示指点按1～3分钟。

涌泉

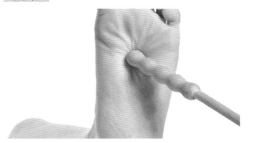 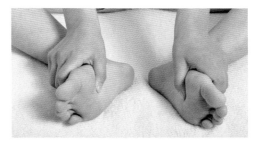

取穴：足掌心前1/3与后2/3交界处，即足心与足底弓起时的凹陷处。

手法：临睡前泡脚后，用拇指指腹自足跟推向足尖，称推涌泉，推100～200次；或用拇指指端在穴位上按揉，称揉涌泉，揉30～50次。

功效：补精强肾，健体消疾。

治疗：神经衰弱、眩晕、肾脏病。

属：足少阴肾经。

同经其他重点穴：太溪、照海。

小动作

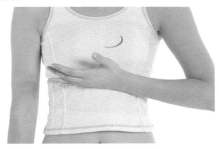

通腹法

一手掌或双手叠加，横置中脘，沿腹中线，以小鱼际着力，下压至脐下，再移至大鱼际，下压至耻骨上缘，反复5～10次压腹，以酸胀为度。

按摩腹部

双掌相压，掌心虚空，置脐上，以腕带掌，由大鱼际、指掌、小鱼际，掌握循环着力，沿顺时针方向揉压旋转，再以逆时针方向旋转揉压，各36次，使腹感热胀为度。

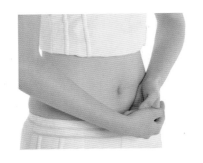

揉搓膝腿

双膝直伸，或屈膝垂悬，放松关节，两手着力于膝上，掌扶髌上，示指、中指分别扣压膝眼，以感酸胀为度；两手掌以小鱼际夹持膝下，快速前后搓、揉于阳陵泉、足三里等穴，使有热胀感为度。

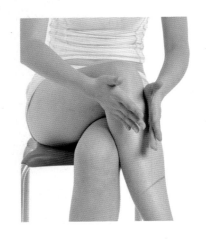